慢性腎不全の病態と治療・ケア
がまるっとわかる!

透析看護
ポケットブック

監修 **伊東 稔** 清永会矢吹病院副院長
編集 **川合由美子** 清永会統括看護部長
　　 相澤 裕 清永会矢吹病院看護部主任／透析看護認定看護師

監修にあたって

　ここに『透析看護ポケットブック』をお届けできることを光栄に思います。本書は、医療法人社団清永会グループおよび関連施設のスタッフに分担執筆してもらいました。私たちの透析医療のエッセンスが詰まっていると思います。

　この10年あまりのあいだに、透析医療には多くの変化がありました。診療報酬の点数が徐々に引き下げられる一方、新たな薬剤や透析方法が使用できるようになりました。また、患者数が増加するとともに高齢化が進み、高齢者医療としての新たな問題が注目されています。さらに、東日本大震災をはじめとする大きな災害が日本各地に起こり、災害対策が透析医療において非常に重要であることが認識されるようになりました。

　iPS細胞などの再生医療が急スピードで進歩しており、腎不全領域にも大きな期待がもたれていますが、透析に取って代わるまでにはまだまだ時間がかかります。したがって、透析医療は今後も重要な役割を担っていくことになります。透析医療はまだまだ発展途上であり、いかに患者に安全で良質な透析を行うことができるか、医療にかかわる一人ひとりが考え続けていかなければならないと思います。

　本書はあくまでも透析看護におけるポイントをまとめたものです。本書だけに頼るのではなく、疑問があればぜひ成書や最新の論文にあたって知識を確かなものにしてください。本書が皆様の透析を学ぶきっかけになり、すこしでもお役に立つことができれば幸いです。

2019年10月

清永会矢吹病院副院長　伊東　稔

編集にあたって

　今回、透析室看護師の透析看護の質の向上を目的に、はじめて透析室に勤める新人スタッフに向けて、身近に置いてすぐに見られるようにポケット版にした『透析看護ポケットブック』を企画しました。

　医療法人社団清永会グループは、おもに慢性腎臓病に特化しており、腎不全保存期医療と腎代替療法、腎移植後の患者のケアを担っています。看護部はチーム医療の一員として多職種と協働し、慢性疾患ケアの質の向上を目指しています。そして、看護師一人ひとりが専門職としてやりがいをもち、生き生きと働けるように個々のキャリアアップを支援し、安心して仕事と生活を両立し働き続けられる職場づくりに力を入れています。教育体制も強化しており、研修・教育を実践しています。そのなかで透析看護に関しては、独自で指導計画を立案し実践しており、その指導の教本となるような内容を本書にまとめました。

　本書の著者は、清永会グループ施設および関連施設の透析の経験豊かな、透析室と病棟に勤務する看護師、臨床工学技士、薬剤師、管理栄養士、臨床検査技師、そして医師たちです。はじめて透析看護を実践する新人看護師にもわかりやすい言葉で、透析の基本をコンパクトにまとめたポケットブックです。看護実践でもすぐに活かせる内容になっています。

　本書を読んで、明日からの透析看護を生き生きと実践できる透析ナースになっていただければ幸いです。

2019年10月

清永会統括看護部長　川合由美子

編集にあたって

　病棟で経験を積んでいても、はじめて透析室に勤務するとき、体外循環を行うという特殊な治療である透析療法を一から覚えなければなりません。そのため、ベテラン看護師でもまったくの新人になってしまいます。

　当院で今年はじめて透析に携わったスタッフからは、「覚えることがたいへん」「やっていることが違うから頭に入らない」「いままでの経験がどこで活かされるのだろう？」といった声が聞かれました。病棟などで透析患者をみたことがあっても、これまでの経験やキャリアが否定される感覚に陥っても仕方ありません。

　透析看護では、機器操作やシャント穿刺など、透析療法に関する知識・技術だけではなく、慢性疾患を抱えた患者の自己管理行動への介入も求められます。

　導入期では、患者は通院や食事、透析を組み込んだ活動時間など、生活の再構築が必要となり、看護師にはそれらに対するサポートが求められます。また維持期では、看護の対象は自宅で生活している患者であり、患者は長期にわたり治療を受け続けるという特徴があります。体重管理やリンコントロールなど自己管理がうまくできていない患者には、自分自身で意識してもらい、実際に行動をしてもらわなければなりません。そのため、自己管理の意識を変えてもらう必要がある患者さんへの介入は容易ではありません。

　本書が、手に取っていただいた方の透析療法への理解の助けとなり、患者さんのQOL向上に貢献できれば幸いです。

2019年10月

清永会矢吹病院看護部主任／透析看護認定看護師　相澤　裕

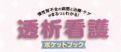

監修にあたって ……………………… 3
編集にあたって ……………………… 4
監修・編集・執筆者一覧 ……………… 10

第1章 腎不全と透析導入
1. 腎不全と腎機能 ……………………… 14
2. 腎不全の種類と原因 ………………… 17
3. 慢性腎臓病 …………………………… 21
4. 慢性腎不全 …………………………… 25

第2章 血液透析
1. 血液透析のしくみ …………………… 30
2. 血液透析の実際①準備 ……………… 44
3. 血液透析の実際②開始操作 ………… 51
4. 血液透析の実際③透析中〜終了操作 …… 64

Contents

- ⑤ 血液透析中の症状対応 …………………… 77
- ⑥ 維持期の患者指導のポイント ………… 83

第3章 腹膜透析
- ❶ 腹膜透析のしくみ………………………… 88
- ❷ 腹膜透析の実際 ………………………… 95
- ❸ 腹膜透析中の症状・トラブル対応 …… 108

第4章 腎移植
- ❶ 腎移植とは……………………………… 114
- ❷ 腎移植の適応・必要な手続き ………… 119
- ❸ 腎移植後の管理 ………………………… 122

第5章 食事管理
- ❶ 食塩・水分……………………………… 126

- ❷ カリウム ……………………………………… 130
- ❸ たんぱく質 …………………………………… 135
- ❹ リ　ン ………………………………………… 140
- ❺ エネルギー …………………………………… 144

第6章　合併症

- ❶ 透析患者にみられる合併症 ………………… 148
- ❷ 腹膜透析特有の合併症 ……………………… 164

第7章　検　査

- ❶ 透析効率に関する検査 ……………………… 172
- ❷ 貧血に関する検査 …………………………… 177
- ❸ CKD-MBD に関する検査 …………………… 181
- ❹ 栄養・炎症に関する検査 …………………… 184
- ❺ 糖尿病に関する検査 ………………………… 190

❻ そのほかの検査 …………………… 194

第8章 薬 剤
❶ 透析中に投与する薬剤 …………… 198
❷ 患者が自宅で服用する薬剤 ……… 210

索 引 ………………………………………… 222

監修・編集・執筆者一覧

監修

伊東稔	いとう・みのる	清永会矢吹病院副院長

編集

川合由美子	かわい・ゆみこ	清永会統括看護部長
相澤裕	あいざわ・ゆたか	清永会矢吹病院看護部主任／透析看護認定看護師

執筆者 (50音順)

有川宗平	ありかわ・しゅうへい	清永会矢吹病院薬剤科チーフ 第8章❷
石井由梨	いしい・ゆり	清永会天童温泉矢吹クリニック看護部主任／慢性腎臓病療養指導看護師／透析技術認定士 第2章❹・❻
伊東稔	いとう・みのる	清永会矢吹病院副院長 第6章❶・❷
押切悠紀	おしきり・ゆき	清永会矢吹病院看護部主任 第2章❸
小関香織	こせき・かおり	清永会天童温泉矢吹クリニック看護部／慢性腎臓病療養指導看護師 第2章❺
駒沢由美	こまざわ・ゆみ	清永会矢吹病院臨床検査科マネージャー 第7章❷・❸・❹・❺・❻
西塔寿子	さいとう・としこ	清永会矢吹病院看護部看護師長 第3章❶
酒井友哉	さかい・ゆうや	清永会矢吹病院健康栄養科 第5章❸・❺

笹美由紀	ささ・みゆき	清永会矢吹病院看護部外来看護師長 第1章❹
鈴木恵梨子	すずき・えりこ	清永会矢吹病院健康栄養科 第5章❶
高橋美智子	たかはし・みちこ	清永会天童温泉矢吹クリニック看護部看護師長 第1章❹
高橋弥生	たかはし・やよい	清永会矢吹病院看護部看護主任 第3章❷・❸
田苗美佳子	たなえ・みかこ	清永会矢吹病院看護部看護師長 第2章❷
谷田秀樹	たにだ・ひでき	清永会矢吹病院腎臓内科 第1章❶・❷
土屋麻衣子	つちや・まいこ	清永会矢吹病院健康栄養科 第5章❷
永澤亜美	ながさわ・あみ	清永会矢吹病院腎臓内科 第1章❸
中嶌美佳	なかじま・みか	清永会矢吹病院健康栄養科科長 第5章❹
西田隼人	にしだ・はやと	山形大学医学部腎泌尿器外科学講座助教 第4章❶・❷・❸
松田桂一	まつだ・けいいち	清永会矢吹病院臨床工学部 第2章❶
吉岡淳子	よしおか・じゅんこ	清永会矢吹病院臨床工学部 第7章❶
渡辺孝宏	わたなべ・たかひろ	清永会矢吹病院看護部看護主任 第8章❶

第 **1** 章

腎不全と透析導入

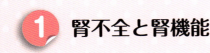 腎不全と腎機能

清永会矢吹病院腎臓内科 **谷田秀樹** たにだ・ひでき

❶ 腎不全の定義

　腎不全とは、何らかの原因により腎臓の機能が低下し、生体の内部環境の恒常性が維持できなくなった状態をいいます。急性腎不全と慢性腎不全に分けることができます（17ページ参照）。

　腎不全は慢性腎臓病と混同されやすいですが、慢性腎臓病の定義はより広義で、腎不全を包んでいます（図）。

❷ 腎機能の指標

　腎臓のはたらきは、排泄と代謝の二つに分けることができます。前者は具体的には異物の排泄と体液量の調節、体液の組成の調節です。一方、後者はホルモン産生やエネルギー代謝などを指します。具体的には、造血にかかわるエリスロポエチンの産生、カルシウム代謝に関与するビタミンDの活性化、

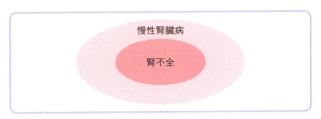

図 ● 慢性腎臓病と腎不全

血圧のコントロールに関係するレニンの産生などです。

　一般に腎機能は排泄機能を意味しています。いくつかの指標があり、多くは数値で表されます。以下に代表的な腎機能の指標を示します。

1. 糸球体濾過量

　糸球体濾過量（glomerular filtration rate；GFR）は、単位時間に糸球体で濾過される血漿量を表します。腎機能をもっともよく反映しますが、測定が煩雑なため、通常用いられることは少ないです。正常範囲はおよそ70〜100mL/min/1.73m^{2}です。

2. クレアチニン

　クレアチニン（creatinine；Cr）は本来筋肉由来の物質ですが、糸球体で濾過され尿細管でほとんど再吸収や分泌が行われないため、糸球体濾過量を反映した腎機能の指標として用いられます。正常値は、測定法によって異なりますが、おおむね1mg/dL以下で、腎機能の低下とともに値は上昇します。

3. 推算糸球体濾過量

　GFRは測定が困難なため、実臨床ではCrと年齢から算出する推算糸球体濾過量（estimated glomerular filtration rate；eGFR）を用いることが多いです。eGFRは以下の式で求めることができます[1]。

eGFR（mL/min/1.73m^2）= 194 × Cr$^{-1.094}$ × 年齢$^{-0.287}$
（女性は× 0.739）

　ただし、eGFRはあくまで簡易法であり、体格や年齢によっては実際の腎機能との誤差が大きくなることがあります。

4. クレアチニン・クリアランス

　クレアチニン・クリアランス（creatinine clearance；

Ccr）は、Crが血清中から除去される程度から腎機能を推定する方法です。Ccrは以下の式で求めることができます[1]。

Ccr (mL/min) ＝ [Ucr (mg/dL) ×V (mL/day)] ／ [Scr (mg/dL) ×1,440 (min/day)]

Ucr：尿Cr濃度、V：1日尿量、Scr：血清Cr濃度

この方法では、24時間蓄尿をする必要があります。

5. Cockcroft-Gaultの式によるCcr

Cockcroft-Gaultの式を用いると、Ccrを推算することができます。

Ccr ＝ [(140 － 年齢) ×体重 (kg)] ／ [72×Cr (mg/dL)]（女性は×0.85）

ただし、Cockcroft-Gaultの式により求めたCcrはあくまで簡易法であり、体格や年齢によっては実際の腎機能との誤差が大きくなることがあります。

6. シスタチンC

シスタチンC（cystatin C；Cys-C）は体内に広く分布する物質で、GFRの低下に伴い血中濃度が上昇します。その値はCrと異なり、年齢や性差、筋肉量に影響されないため、より正確に腎機能を反映します。また、軽度の腎機能障害から値が上昇するため、早期の腎機能障害の発見にも役立ちます。

7. 尿素窒素

代表的な尿毒素の一つであり、GFRの低下とともに値が上昇します。ただし、性差があり食事量や投薬などの影響を受けるため、純粋に腎機能だけを反映しているわけではありません。

引用・参考文献

1) 日本腎臓学会編."腎機能の評価法：成人". CKD診療ガイド2012. 東京, 東京医学社, 2012, 18-21.

② 腎不全の種類と原因

清永会矢吹病院腎臓内科 **谷田秀樹** たにだ・ひでき

❶ 腎不全の種類

　腎不全に至る原因や経過、治療方法の違いなどにより、急性腎不全と慢性腎不全の二つに分けられます。

1. 急性腎不全

　急速な腎機能の低下により腎不全に至る症候群を急性腎不全といいます。検査異常や尿毒症症状を伴い、乏尿や無尿に至ることもあります。

　多くは可逆性で、加療により原因となる疾患が軽快すれば、腎機能が回復する場合が多いです。ただし、症状やデータが悪化して管理が困難な場合、透析療法が必要となることもあります。

　急性腎不全は、その原因によって下記の三つに分けることができます。

1）腎前性急性腎不全

　心拍出量や循環血液量の減少によって、腎血流量や糸球体内圧が低下した際に起こる腎不全をいいます。したがって、腎臓そのものの異常が原因になっているわけではありません。具体的には出血や脱水、ショック状態などが原因となります。

2）腎性急性腎不全

　急速に進行する腎疾患や薬剤の副作用によって、腎臓そのものが障害されることで起こります。

3）腎後性急性腎不全

腎盂、尿管以降の尿の流れに障害を来すと、腎後性急性腎不全を発症することがあります。したがって、腎臓そのものの異常が原因になっているわけではありません。

2. 慢性腎不全

慢性腎臓病（chronic kidney disease；CKD）の進行や急性腎不全が遷延して腎機能が低下し、体液の恒常性が維持できなくなった状態を慢性腎不全といいます。通常、糸球体濾過量（glomerular filtration rate；GFR）が50mL/min/1.73m^{2}以下、クレアチニン（creatinine；Cr）が2mg/dL以上になると慢性腎不全と診断します。

❷ 腎不全の原因

急性腎不全の原因疾患は表のとおりです。

一方、慢性腎不全の原因でもっとも多い疾患は糖尿病性腎症であり、次に多いのは慢性糸球体腎炎です。図1[1]は透析

表 ● 急性腎不全の原因疾患

腎前性急性腎不全	・ショック ・脱水、出血、熱傷
腎性急性腎不全	・急速進行性糸球体腎炎 ・急性間質性腎炎 ・急性尿細管壊死 ・横紋筋融解症
腎後性急性腎不全	・悪性腫瘍 ・前立腺肥大症 ・尿路結石

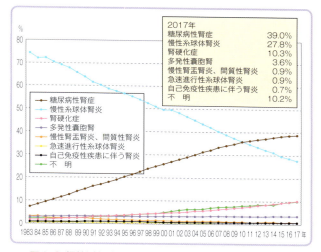

図1 ● 慢性透析患者における原疾患の割合 (文献1より)

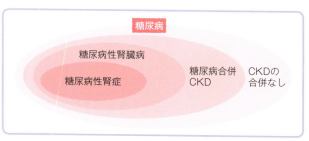

図2 ● 糖尿病性腎臓病の概念 (文献2より改変)

に至った原因疾患を示しています。慢性腎不全もおおむねこれらの疾患が原因になっていると考えられます。

　腎硬化症は、高血圧症が長期間続くことにより起こる腎疾

患です。高齢者に多いことから、わが国でも高齢化に伴い増加していると考えられます。

　糖尿病性腎症は、糖尿病の経過中に尿蛋白が出現し、その後、腎機能が低下する疾患です。ところが近年、糖尿病患者のなかには典型的な糖尿病性腎症の経過をたどらないCKD患者が多くいることがわかってきました。こういったものも含めて新たに「糖尿病性腎臓病（diabetic kidney disease；DKD）」という呼称が用いられるようになっています（図2）[2]。

| 引用・参考文献 |

1）日本透析医学会統計調査委員会．2017年末慢性透析患者の動態．日本透析医学会雑誌．51(12)，2018，713．
2）荒木信一．糖尿病性腎臓病（DKD）：疾患概念と重症化予防のポイント DKD重症化予防のための集学的治療．日本内科学会雑誌．108(5)，2019，916-22．

MEMO

3 慢性腎臓病

清永会矢吹病院腎臓内科 **永澤亜美** ながさわ・あみ

❶ 慢性腎臓病の定義

　慢性腎臓病（chronic kidney disease；CKD）は、腎障害や腎機能の低下が持続する状態をいいます。増加する透析患者数を抑制する目的で、2002年に国際的に定義されました。CKDには慢性糸球体腎炎や糖尿病性腎症、腎硬化症、多発性囊胞腎など、さまざまな腎臓病が含まれます。

　CKDが進行すると末期腎不全に至り、透析療法や腎移植術が必要となります。また、CKDは心筋梗塞や脳卒中、心不全などの心血管疾患（cardiovascular disease；CVD）や死亡のリスクを上昇させることが、多くの臨床研究により示さ

表1 ● CKDの定義（文献1より）

①尿異常、画像診断、血液、病理で腎障害の存在があきらか。とくに0.15g/gCr以上の蛋白尿（30mg/gCr以上のアルブミン尿）の存在が重要
②糸球体濾過量（glomerular filtration rate；GFR）＜60mL/min/1.73m^2
・GFRは、日常診療では血清クレアチニン（creatinine：Cr）値、性別、年齢から日本人のGFR推算式を用いて算出する。
・eGFRcreat(mL/min/1.73m^2) = 194 × 血清Cr(mL/dL)$^{-1.094}$ × 年齢（歳）$^{-0.287}$（女性の場合には× 0.739）
・酵素法で測定されたCr値（小数点以下2桁表記）を用いる。18歳以上に適用する。

れています。

　CKDの多くは自覚症状に乏しいですが、血液検査や尿検査で診断が可能です。このため、健康診断や医療機関での検査によってCKDを早期に診断し、適切な治療を行うことで、CKDの重症化を防ぎ、CVDの発症を抑制することが重要です。

　CKDの定義は表1[1]のとおりであり、①②のいずれか、または両方が3ヵ月以上持続することで診断します。

> CKDを早期に診断し、治療介入することにより、透析導入やCVDの発症を減らすことができます。

MEMO

表2 ● CKDの重症度分類（文献1より）

原疾患	蛋白尿区分		A1	A2	A3
糖尿病	尿アルブミン定量 (mg/日) 尿アルブミン/Cr比 (mg/gCr)		正常 30未満	微量アルブミン尿 30〜299	顕性アルブミン尿 300以上
高血圧 腎　炎 多発性嚢胞腎 移植腎 不　明 その他	尿蛋白定量 (g/日) 尿蛋白/Cr比 (g/gCr)		正常 0.15未満	軽度蛋白尿 0.15〜0.49	高度蛋白尿 0.50以上
GFR区分 (mL/分/ 1.73m^2)	G1	正常または高値	≧90		
	G2	正常または軽度低下	60〜89		
	G3a	軽度〜中等度低下	45〜59		
	G3b	中等度〜高度低下	30〜44		
	G4	高度低下	15〜29		
	G5	末期腎不全 (ESKD)	<15		

重症度は原疾患・GFR区分・蛋白尿区分を合わせたステージにより評価する。CKDの重症度は死亡、末期腎不全、心血管死亡発症のリスクを緑■のステージを基準に、黄■、オレンジ■、赤■の順にステージが上昇するほどリスクは上昇する。

（KDIGO CKD guideline 2012を日本人用に改変）

❷ 慢性腎臓病のステージと症状

　CKDの診断と重症度分類には、GFRとアルブミン尿検査が必要です。CKDの重症度（ステージ）は、原疾患（<u>C</u>ause）、腎機能（<u>G</u>FR）、蛋白尿・アルブミン尿（<u>A</u>lbumin-uria）に基づくCGA分類（表2）[1]で評価します。

　同じCKDステージでも、蛋白尿（アルブミン尿）が多いほど死亡、末期腎不全、心血管死亡発症のリスクが上昇します。

　CKDの早期では多くの場合、自覚症状はありません。腎不全が進行すると、浮腫や息切れ、倦怠感、食欲低下、かゆみなどが症状としてみられます。血液検査では腎性貧血、高カリウム血症、低カルシウム血症、高リン血症などの電解質異常や代謝性アシドーシスを認めるようになります。

　さらに進行し末期腎不全に至ると、尿毒症と呼ばれる頭痛や吐き気、肺水腫による呼吸困難などの症状がみられます。生命にかかわる状態であり、透析導入が必要なサインといえます。

｜ 引用・参考文献 ｜

1）日本腎臓学会編．"CKDの定義，診断，重症度分類"．CKD診療ガイド2012．東京，東京医学社，2012，1－4．
2）日本腎臓学会編．エビデンスに基づくCKD診療ガイドライン2018．東京，東京医学社，2018，160p．

4 慢性腎不全

清永会矢吹病院看護部外来看護師長 笹美由紀 ささ・みゆき
清永会天童温泉矢吹クリニック看護部看護師長 高橋美智子 たかはし・みちこ

❶ 透析導入基準

透析導入は、①現在の腎機能、②身体的症状、③日常生活状態を総合的に判断して決定されます。目安として、糸球体濾過量（glomerular filtration rate；GFR）が15mL/min/1.73m^{2}未満[1]になった場合に、腎不全症候（体液貯留、栄養障害、循環器症状〈心不全・高血圧〉、貧血、電解質異常、酸塩基平衡異常、神経症状、消化器症状）や日常生活の活動性低下がみられるかどうかを総合的にみて判断します。

❷ 腎代替療法の種類

通常はGFR 15～30mL/min/1.73m^{2}になったタイミングで腎代替療法（血液透析、腹膜透析、腎移植）の説明を行い[1]、患者自身が各治療法を理解し、みずから治療法を選択できるように情報提供を行います（表）[2]。

1. 血液透析

血液透析は透析膜によって血液を濾過する方法です。拡散と限外濾過の原理によって、血液中の老廃物や水分の除去を行います。透析効率は高いですが、一般的に施設で実施するため、週3回の通院が必要となり、透析時間は1回4～5時間程度が一般的です。

2. 腹膜透析

腹膜透析は、腹腔内に透析液を貯留し、拡散と浸透圧の原

表 ● 各腎代替療法の利点と欠点（文献2より）

	利点	欠点	合併症
血液透析	・透析効率や除水量の設定を直接的に行える ・週3回、医療従事者と接触する	・バスキュラーアクセスが必要で、これに伴う合併症がある ・原則、週3回の頻回通院が必須である ・急激な循環動態の変調が起こりやすい	不均衡症候群、低血圧、抗凝固薬使用に伴う易出血性、バスキュラーアクセスの合併症（感染症、瘤、出血など）など
腹膜透析	・緩徐な透析で循環動態の変調を最小限にできる ・在宅治療が主体であり、ライフスタイルに応じた治療予定の調整を行いやすい ・透析時の穿刺痛がない ・（肝硬変例などで）腹水の管理が行いやすい	・異物である腹膜透析カテーテルの留置が必須である ・原則、自己腎機能がある程度保たれている必要があり、治療可能期間は限られる ・透析効率や除水量の設定を間接的にしか行えない	トンネル感染、腹膜炎、被囊性腹膜硬化症、横隔膜交通症、腹圧亢進によるヘルニアなど
腎移植	・腎不全を治癒させる腎代替療法である ・透析療法（およびアクセス）が不要である ・トータルの医療費が安価となる	・ドナーが必要である（生体移植では健常者の腎摘出を要する。献腎移植では待機期間が非常に長い） ・免疫抑制療法が必要となる	感染症、悪性腫瘍、リンパ増殖性疾患、腎疾患移植後再発など

理によって血液中の老廃物や水分の除去を行います。緩やかな透析を長時間かけて行うため、不均衡症候群などの合併症が起こりにくく、体への負担が少ないとされます。在宅治療となるため、通院は月1回程度です。

3. 腎移植

腎移植には生体腎移植と献腎移植があります。腎移植のメリットとして、食事などの生活上の制限がほぼなくなることが挙げられます。その一方で、拒絶反応を抑えるために免疫抑制薬の服用が欠かせません。

❸ 療法選択の説明

原疾患と腎機能の悪化スピードから腎予後を推定し、腎代替療法の導入が避けられないと判断した時点で、各腎代替療法を患者へ説明して最適な療法選択を支援します。

透析導入前の患者の多くは「透析をしたくない、できるだけ先延ばしにしたい」と思っており、その理由は人によってさまざまです。療法選択において重要なのは、患者に正確な情報を提供し、患者の話を聞いて、患者の全体像をとらえることです。患者の話を聞くなかで、患者が透析について誤って理解していたり、現状の生活では透析を受けることが困難だと考えていたりすることもあります。そのような場合は、

> **POINT!**
> 患者の選択肢を狭めないように、腎移植や在宅血液透析（home hemodialysis；HHD）など、自施設で実施していない治療に関しても情報を提供することが大切です。

夜間透析やHHD、腹膜透析を提案するなど、具体的な解決策を提示することが必要です。

❹ 導入期の患者指導のポイント

「透析導入を避けたい」と切望し努力してきた患者にとって、透析導入はきわめて重大な転機です。絶望的な気持ちになり、治療を拒否するケースもあります。透析を受ける生活になることで、週3回の血液透析施設への通院や定期的な外来受診が必要になり、職場や家族の協力が不可欠となるため、患者の生活環境や社会的な背景を把握することが大切です。また、独居者や高齢者が透析を継続するためには地域連携が欠かせません。したがって看護師は、患者の不安な気持ちに寄り添い、透析のある生活を受容できる状態かどうかを確認する必要があります。

透析導入に際し、違和感など透析導入当初に出現しうる兆候を観察しつつ、バスキュラーアクセス管理や腹膜透析手技などの自己管理の習熟度を確認します。穿刺やバスキュラーアクセス管理、社会生活の変化、食生活の変化、医療費の問題、その他の不安点などを、医師、看護師、臨床工学技士、管理栄養士、医療ソーシャルワーカーなどの多職種で共有し、患者に介入することが必要です。

| 引用・参考文献 |

1）日本透析医学会．維持血液透析ガイドライン：血液透析導入．日本透析医学会雑誌．46(12), 2013, 1107-55.
2）角田亮也ほか．透析導入をスムーズに進めるために必要なことはなんですか？ 臨牀透析．34(7), 2018, 685-8.

第 2 章

血液透析

1 血液透析のしくみ

清永会矢吹病院臨床工学部 松田桂一 まつだ・けいいち

❶ 血液透析の原理

　血液透析は、ダイアライザ（人工腎臓）内の透析膜を介して、血液と透析液を間接的に接触させることで、さまざまな物質の交換と水分の除去を行う治療法です。その原理は、おもに拡散と限外濾過です。

1. 拡　散

　半透膜を介して濃度の異なる2種類の溶液を接触させたとき、溶質が濃度の高いほうから低いほうへ移動する現象を拡散といいます。血液透析では、透析膜（半透膜）を介して血液と透析液を接触させることで、物質の除去と補充が行われます（図1）。

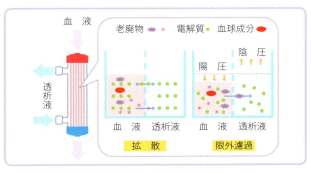

図1 ● 拡散と限外濾過の原理

2. 限外濾過

血液と透析液が半透膜を介して接触している状態で、血液側に陽圧（または透析液側に陰圧）をかけることで、物質と水分が透析液側に移動します。このような現象を限外濾過といいます（図1）。

> 拡散では尿素やクレアチニンなどの小さい老廃物、限外濾過では$β_2$ミクログロブリンなどの大きい老廃物が除去されやすいです。

❷ 血液透析のシステム

血液透析における血液の流れを図2に示します。

〈血液透析の流れ〉

①血液が血液ポンプによって動脈（脱血）側穿刺針より脱血されます。

②血液回路内を循環中も血液が固まらないように、抗凝固薬が持続投与され、血液はダイアライザに送られます。

③透析液は、透析液供給装置から透析用監視装置を介してダイアライザに500mL/min送られます。

④ダイアライザ内では、半透膜でできた中空糸と呼ばれる極細の管の内側に血液が、外側に透析液が血液と逆方向に流れており、拡散と限外濾過によって物質の交換と水分の除去が行われます。

⑤ダイアライザで浄化された血液は、静脈側穿刺針を通って再び血管内に戻ります。

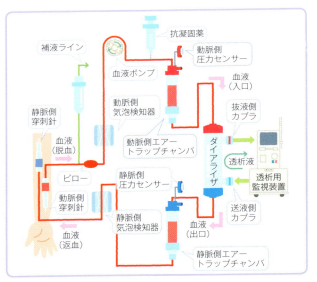

図2 ● 血液透析のシステム

> **POINT!**
> ダイアライザ内で血液と透析液の流れが同じ方向の場合、拡散の効率が低下します。したがって、ダイアライザに血液回路および透析液ラインカプラを接続する際は、向きを間違えないように注意しましょう。

❸ バスキュラーアクセスの種類

　バスキュラーアクセスとは、血液透析のときに必要な血流量（約200mL/min以上）の脱血と返血を行うためのルート

です。その種類には、大きく分けてシャントと非シャントが
あります（表1）。

表1 ● バスキュラーアクセスの種類

種類		長所	短所
シャント	外シャント	・現在はほとんど使用されていない	・内シャントより閉塞や感染に弱い
シャント	自己血管内シャント	・開存率が高い ・感染に強い ・合併症が少ない	・穿刺痛がある ・穿刺難易度に差がある ・心臓への負担がある
シャント	人工血管内シャント	・穿刺難易度の差が少ない ・自己血管内シャントが作製不可な患者にも使用できる	・開存率が低い ・感染に弱い ・自己血管内シャントより心臓への負担が大きい ・合併症が多い
非シャント	動脈表在化	・シャント作製が困難な場合にも使用できる ・心臓への負担が少ない ・シャント合併症がない	・狭窄や瘤などの直接末梢循環障害を起こす可能性がある ・穿刺部位が限定される ・返血用の静脈が必要 ・止血に時間がかかる
非シャント	静脈留置カテーテル　非カフ型カテーテル	・緊急時の早期使用が可能	・短期間の使用となる ・挿入部からの感染リスクが高い ・血栓形成などで脱血不良を起こしやすい
非シャント	静脈留置カテーテル　カフ型カテーテル	・長期間の使用が可能 ・非カフ型より感染リスクが低い	・血栓形成などで脱血不良を起こしやすい

1. シャント
1) 外シャント
体外でチューブとコネクターを用いて動静脈をつなぎ合わせた血管です。
2) 自己血管内シャント
自己静脈と自己動脈を吻合した血管です。一般的には、非利き手の前腕の橈骨動脈と橈側皮静脈を吻合して作製します。
3) 人工血管内シャント
自己動静脈をグラフトで吻合した血管です。

2. 非シャント
1) 動脈表在化
深部を走行する上腕動脈を皮下の浅い部分に持ち上げて固定し、脱血側の穿刺を容易にする方法です。
2) 静脈留置カテーテル
透析用カテーテルを中心静脈に留置し、脱血と返血を行うものです。

POINT!

透析ごとにバスキュラーアクセスの状態をよく観察し、狭窄の兆候(シャント音の変化、静脈圧上昇、脱血不良、止血困難など)を見逃さないことが重要です。

---

❹ ダイアライザの種類

ダイアライザ(人工腎臓)は、形状によってコイル型、積層型、中空糸型に分類されます。現在の主流は中空糸型で、わずかに積層型も使用されています。

1. 中空糸型

　中空糸型は、側面に大量の小さな穴の開いた、細いストロー状の透析膜が数千〜数万本束ねられ、円筒形の筒に詰められたダイアライザです。膜材質は、大きくセルロース系膜と合成高分子系膜に分けられます。セルロース系膜は、食物繊維を用いた膜であり、合成高分子系膜に比べ機械的強度が強く、薄膜なのが特徴です。物質の除去性能は小分子量物質（500Da未満）から大分子量物質（5,000〜50,000Da）まで幅広いですが、生体適合性は劣ります。合成高分子系膜は、石油系原料から作製された膜であり、機械的強度は弱いですが、生体適合性に優れます。

　物質の除去性能は、膜素材（EVAL膜、PMMA膜、PEPA膜、PS膜、PES膜）の特性や、それぞれの膜面積や細孔径とその分布などによってさまざまであり、患者の状態に応じた細やかな使い分けが可能となっています。

2. 積層型

　積層型は、薄い平面状の透析膜がミルフィーユのように重

> ダイアライザの膜面積は除去性能に関係します。そのため一般的には、体重50kgの患者に対し1.5m²程度を基準とし、体格の小さい人には膜面積の小さいものを、逆に体格の大きな人には膜面積の大きいものを選択します。ダイアライザ変更後は、血液データや愁訴の変化を継続的に観察し、変更後2週間〜2ヵ月以上が経過しても効果が得られない場合は、膜面積を大きくしたり、ダイアライザや治療条件を変更したりすることを検討します。

ね合わさり、箱型の筒に詰められたダイアライザです。膜材質は、合成高分子系膜のポリアクリルニトリル（AN69®）です。AN69®膜は、強い陰性荷電（−90mV）を有しており、陽性荷電物質に対して吸着特性を有します。一方で、アルブミンのような陰性荷電物質は弾くため除去されにくいとされます。

❺ 透析液の組成・種類

透析液の組成は、血漿とほぼ同じであり、除去を目的とする物質は低濃度に、補充したい物質は高濃度に調整されています（表2）。

1. ナトリウム（Na）

かつての透析液のナトリウム濃度は、ナトリウムを拡散により除去するために血漿濃度より低く設定されていました。

表2 ● 透析液の組成・種類

	ナトリウム (mEq/L)	カリウム (mEq/L)	カルシウム (mEq/L)	マグネシウム (mEq/L)
酢酸透析液	132〜143	2.0〜2.5	2.5〜3.0	1.0〜1.5
無酢酸透析液	140	2.0	3.0	1.0

	クロール (mEq/L)	重炭酸 (mEq/L)	酢 酸 (mEq/L)	ブドウ糖 (mg/dL)
酢酸透析液	104〜114.5	25〜30	8.0〜10.0	100〜200
無酢酸透析液	111.0	35	—	150

しかし、血漿からのナトリウム喪失により血漿浸透圧の低下を来し、不均衡症候群の増悪や血圧低下を生じさせるため、現在は血漿濃度とほぼ等しく調整されています。

2. カリウム（K）

高カリウム血症は致死的な不整脈の原因となるため、カリウムの十分な除去が必要です。そのため、カリウム濃度は2.0〜2.5mEq/Lと血清カリウム値よりかなり低い濃度に調整されています。

3. カルシウム（Ca）

カルシウムは、おもに慢性腎臓病に伴う骨・ミネラル代謝異常（chronic kidney disease-mineral and bone disorder；CKD-MBD）の治療を目的として透析液に含まれています。カルシウム濃度には2.5mEq/L、2.75mEq/L、3.0mEq/Lがあり、カルシウム含有のリン吸着薬や活性型ビタミンD_3製剤の使用による血清カルシウム濃度を考慮して使用します。

4. 重炭酸ナトリウム（$NaHCO_3$）

重炭酸ナトリウムは、おもに代謝性アシドーシスの是正を目的として透析液に含まれています。また、酢酸が電解質安定のため含まれていますが、酢酸不耐症による血圧低下を来すこともあるため、無酢酸透析液も発売されています。

透析液の組成や浸透圧が不正確であると、口渇や血圧低下などの症状を来すため、透析開始前の正確な確認が必要です。また、透析液の清浄化は透析患者の合併症の改善にもつながるため、治療方法にかかわらず必須です。

5. ブドウ糖

ブドウ糖は、透析中の低血糖予防のため100〜200mg/dL含有されています。

❻ 抗凝固薬の種類

血液透析では、異物である血液回路内に血液を凝固することなく循環させる必要があります。そのためには、動脈側血液回路からの抗凝固薬（表3）の投与が不可欠です。

1. 未分画ヘパリン

未分画ヘパリンは、出血のない患者に使用されます。血液透析では、初回投与で活性化凝固時間（activated clotting time；ACT）を延長させ、開始後の持続投与で効果を維持させます。副作用には出血やヘパリン起因性血小板減少症

表3 ● 抗凝固薬の組成・種類

	未分画ヘパリン	低分子ヘパリン	ナファモスタットメシル酸塩	アルガトロバン水和物
分子量	5,000〜30,000Da	4,000〜6,000Da	539Da	526Da
半減期	1〜1.5時間	2〜3時間	約8分	30〜40分
初回投与量	1,000〜3,000IU	10〜20IU/kg	—	10mg
時間当たり持続投与量	300〜1,000IU	7.5〜10IU/kg	20〜50mg	25mg（5〜40mg）

(heparin-induced thrombocytopenia；HIT）などがあるため、あきらかな出血性病変がある、または疑われる患者には、そのほかの抗凝固薬を検討します。

2. 低分子ヘパリン

　低分子ヘパリンは、術後における出血の危険性が低い患者や、軽度な出血性病変（表在性の出血）を有する患者などに使用されます。半減期が未分画ヘパリンより長く、体外循環開始時のみの単回投与も可能とされています。副作用の頻度は未分画ヘパリンに比べて少ないです。

3. ナファモスタットメシル酸塩

　ナファモスタットメシル酸塩は半減期がきわめて短く、透析で約40％除去されるため、抗凝固作用が血液回路内のみで発揮されます。そのため、術後における出血の危険性が高い患者や、眼底出血や消化管出血などで出血傾向にある患者に使用できます。副作用にはショックやアレルギー症状の出現などがあります。

4. アルガトロバン水和物

　アルガトロバン水和物は、ヘパリンで抗凝固作用が得られない先天的アンチトロンビンⅢ（antithrombin Ⅲ；ATⅢ）欠損症やATⅢが低下した患者（正常の70％以下）、HITⅡ型の患者に使用されます。しかし、出血病変がある、または疑われる患者への使用は、出血を助長させる危険があるため、そのほかの抗凝固薬を検討します。

> **POINT!**
> 抗凝固薬は、返血後に血液回路内の残血や止血不良が起きないような投与量を検討します。

❼ 穿刺針の種類

　血液透析では、脱血用と返血用の2本の穿刺針を刺す必要があります。穿刺針には、大きく分けて金属針とプラスチック針があり、それぞれに形状や構造の違いでさまざまな針があります。

1. 金属針

　金属針は、穿刺した金属性の針をそのまま血管に留置し、血流を確保します。針先は短針かつ鋭角で切れ味はよいですが、体動により血管壁を傷つけてしまう可能性があります。ただし、ボタンホール穿刺針は、同じ金属針でも先端が鈍くなっており血管壁を傷つけにくくなっています。これは、同一の針孔へ反復穿刺をする穿刺法に使用されます。

2. プラスチック針

　プラスチック針は内筒（金属）と外筒（プラスチック）から構成され、穿刺後は外筒のみを留置し血流を確保します。外筒は弾力性があるため、体動時も血管壁を傷つけにくくなっています。

> 穿刺針は、バスキュラーアクセスの種類（自己血管内シャント、人工血管内シャント、動脈表在化）や状態（血管径、皮膚状態）に合わせて選択します。

❽ さまざまな血液浄化療法

血液浄化療法の種類を表4に示します。

表4 ● 血液浄化療法の種類

治療方法	使用原理	除去能力	特徴
血液透析 (HD)	拡散・ 限外濾過	・小分子量物質の除去に優れる	拡散の原理をメインとし、尿素・クレアチニン・カリウムといった小さい物質の除去に優れる
血液濾過 (HF)	限外濾過 (多量)	・中大分子量物質の除去に優れるが、小分子量物質の除去はHDに比べ劣る	血圧低下や不均衡症候群が起きにくい
血液透析濾過 (HDF) off-line HDF	拡散・ 限外濾過 (多量)	・小分子〜大分子量物質の除去が可能 ・後希釈は前希釈より除去能力が高いが、膜の詰まりやアルブミンの損失も多くなる	皮膚瘙痒感、透析アミロイドーシス、不眠、レストレスレッグス症候群、ESA抵抗性貧血などに対して治療効果が期待できる
血液透析濾過 (HDF) on-line HDF			
体外限外濾過法 (ECUM)	限外濾過	・水分の除去がメインで、物質の除去はほとんど行われない	循環動態への影響が少なく、血圧低下が起こりにくいため、十分な除水を行うことが可能

1. 血液透析 (hemodialysis ; HD)

ダイアライザ内で透析膜を介して血液と透析液を間接的に接触させることで、さまざまな物質の交換と水分の除去を行う方法です。

2. 血液濾過 (hemofiltration ; HF)

ダイアライザへの透析液の流れを止め、ダイアライザに流入する直前(前希釈)、もしくは直後(後希釈)の血液に輸液パックなどを用いて大量の置換液を補充することで、多量の限外濾過を可能とする方法です。

3. 血液透析濾過 (hemodiafiltration ; HDF)

ダイアライザへ透析液を流しながら、HFと同様に大量の置換液を補充し多量の限外濾過を行う方法です。置換液に輸液パックなどを用いる方法はoff-line HDF、置換液に清浄化された透析液を用いる方法はon-line HDFといいます。

4. 体外限外濾過法 (extracorporeal ultrafiltration method ; ECUM)

ダイアライザへの透析液の流れを止め、除水ポンプで透析液側へ陰圧をかけて限外濾過を行う方法です。

POINT!

HDFは、幅広い物質の除去とさまざまな愁訴の改善が期待できる反面、アルブミンの損失も大きくなります。そのため、治療法は血液データから患者の栄養状態も確認し選択します。

引用・参考文献

1 ）松永智仁．"血液透析の知識"．透析看護の知識と実際．政金生人編．大阪，メディカ出版，2010，48-67，（臨床ナースのためのBasic & Standard）．
2 ）坂本和子．"血液透析のケアの実際"．前掲書 1 ），68-90．
3 ）篠田俊雄ほか編．基礎からわかる透析療法パーフェクトガイド．改訂第 2 版．東京，学研メディカル秀潤社，2017，360p．
4 ）室谷典義ほか．バスキュラーアクセスの種類と特徴．Clinical Engineering．23（8）．2012．737-42．
5 ）竹澤真吾ほか編．これからの透析医療のための新ハイパフォーマンスダイアライザ Up to Date：ダイアライザとヘモダイアフィルタ．東京，東京医学社，2016，330p．
6 ）政金生人．患者視点の新しい透析治療：わかりやすい計画から実際の処方まで．東京，新興医学出版社，2011，134p．
7 ）五十嵐洋行．透析液．透析ケア．22（5），2016，422．
8 ）山本裕子．抗凝固薬．前掲書 7 ），429．
9 ）五十嵐洋行．穿刺針．前掲書 7 ），424．
10）望月保志ほか．血液透析（HD）．透析ケア．25（2），2019，108．
11）望月保志ほか．血液濾過（HF）．前掲書10），109．
12）望月保志ほか．血液透析濾過（HDF）．前掲書10），110-1．
13）花岡吾子ほか．間歇補充型血液透析濾過（I-HDF）．前掲書10），112．
14）迎祐太ほか．体外限外濾過法（ECUM）．前掲書10），113．
15）松井則明．"血液浄化療法の基礎と技術"．血液浄化療法ハンドブック2019．透析療法合同専門委員会編．東京，協同医書出版社，2017，148．
16）浦部晶夫ほか編．"抗血栓薬"．今日の治療薬2019．東京，南江堂，2019，575．
17）矢尾淳ほか．"抗凝固薬"．スタンダード透析療法．腎と透析2011年70巻増刊号．腎と透析編集委員会編．東京，東京医学社，2011，77．

2 血液透析の実際①準備

清永会矢吹病院看護部看護師長 **田苗美佳子** たなえ・みかこ

❶ セッティング

セッティングとは、血液透析に必要な物品を透析装置にセットすることであり、事前に手洗いを十分に行い、清潔操作で行います。

1. 物品の準備

ダイアライザや血液回路、プライミングに必要な物品（生理食塩液〈生食〉、鉗子）、抗凝固薬、穿刺に必要な物品（穿刺針や固定テープなど）を患者の透析条件や状況に合わせて準備します（写真1）。

2. 血液回路のセッティング

患者に合った透析条件での必要物品が準備されているかどうかを、透析装置に設定されている透析条件と照らし合わせ

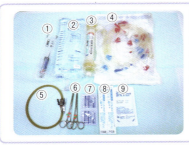

①抗凝固薬
②生理食塩液
③ダイアライザ
④血液回路
⑤駆血帯
⑥鉗子
⑦消毒薬
⑧穿刺針
⑨セットパック（滅菌ガーゼ、滅菌シーツ）

写真1 ● 必要物品の準備

て再度チェックし、血液回路を透析装置に取りつけます。

　ダイアライザや血液回路は、袋から取り出す際に有効期限と破損の有無を確認します。また、血液回路とダイアライザを接続する際は、逆接続や回路のゆがみ・ねじれ・緩みに注意します。

❷ プライミング

　血液透析を開始できる状態にするために、ダイアライザと血液回路の洗浄・充填を行うことをプライミングといいます。1,000mL以上の十分な量の生食で洗浄します。生体への影響を考慮し、確実に洗浄することが重要です。

〈プライミングの手順〉

①ダイアライザと血液回路の有効期限、破損の有無を確認し、透析装置にセットします。気泡を除去しやすくするため、ダイアライザは動脈側を下にしてセットします。

②動脈側血液回路を生食で洗浄・充填します。ウエットタイプのダイアライザの場合、静脈側血液回路とダイアライザを接続後、動脈側血液回路とダイアライザを接続します。動脈側血液回路を接続した後は、動脈側エアートラップチャンバの向きを元に戻します。

③血液回路がダイアライザと確実に接続されるように、増し締めを行い確認します（写真2）。

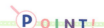

> ダイアライザ内の空気を抜く際、チューブ鉗子などでダイアライザを叩くと破損の原因となるのでやめましょう。

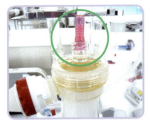

写真2 ● 血液回路とダイアライザとの接続

血液回路がダイアライザにまっすぐ接続されていることを確認する。

写真3 ● エアートラップチャンバ

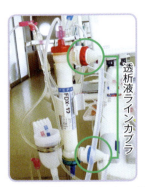

写真4 ● 透析液ラインカプラの接続

④静脈側エアートラップチャンバを生食で満たします。動・静脈側エアートラップチャンバは、液面をエアートラップチャンバ長の3分の2～4分の3に調節します（写真3）。

⑤洗浄・充填後は、必要箇所のクランプが確実に閉じられていることを確認します。

⑥指示された抗凝固薬をセットし、クランプを開放します。
⑦ダイアライザに透析液ラインのカプラを接続し、透析液を満たします（写真4）。

> **POINT!**
> ダイアライザと透析液ラインカプラとを接続する際、赤は赤、青は青と同じ色に接続しましょう。間違えると、正しく接続したときと比べて透析効率が低下します。

❸ 入室時の観察

1. 表情・顔色・声のトーン・むくみの有無・呼吸状態・咳の有無

その日の体調や精神状態を推測することができます。顔がむくんでいる場合は食塩の過剰摂取をしていないか、表情や声のトーンが暗い場合は何が原因なのかなど、患者の状態に合わせて体調や精神状態、自己管理状態を確認します。風邪を引いていたり下痢をしていたりなど、体調の変化がある場合は、透析前に診察を受けてもらいます。

2. 歩行状態・姿勢

足の動きや足の上がりかた、歩く姿勢、動作などに注意して、休みながら歩いていないか観察します。視力障害や末梢神経障害、脳梗塞などの所見がないか、または症状の悪化はないかを観察します。

3. 透析室の環境整備

患者の転倒の要因とならないように、通路に物を置かず、水滴が落ちていないかどうか確認します。また、体重計周囲

のコードなどにも注意しましょう。

4. 患者の履物
　足が上がりにくい患者の場合、小さな段差でも転倒の危険性が高くなります。スリッパやサンダルは転倒の原因になるため、滑りにくく、かかとのある履物をすすめましょう。

❹ 体重測定

　体重の測定値は除水量の計算に用いるため、正確な測定が必要です。透析患者では、体重増加量が透析での除水量を知る目安になります。なお、体重測定を行う際は、患者の心理面にも配慮しましょう。体重増加が多かった場合、患者を批判するのではなく、体重が増えた原因を傾聴します。

〈体重測定の手順〉
①体重測定を行う前に、体重計が正しく設置されているか、体重計の表示が「0」になっているか（写真5）、患者の着衣はふだんどおりか、ポケットに余計なものが入っていな

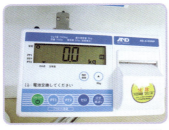

写真5 ● 体重計の0表示の確認

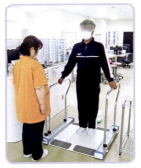

写真6 ● 体重測定

いかを確認します。
② 患者に体重計の中心にのってもらい（写真6）、体重を測定します。その際、杖などが体重計に触れていないかどうかを確認します。車いすにのったまま測定する際は、車いすのストッパーをかけて安定した測定値を使用します。測定値から車いすの重さを風袋として引き、透析前体重として算出します。
③ 表示された体重を患者といっしょに確認します。体重測定値の転記ミスを回避するために、自動送信システムが便利です。

POINT!

体重測定時の服装や履物は、1年をとおして一定が望ましいです。

❺ 透析条件の設定

透析条件は患者ごとに異なり、患者に合った透析条件の設定が必要です。

血液透析方法には、血液透析（hemodialysis；HD）、血液透析濾過（hemodiafiltration；HDF）、体外限外濾過法（extracorporeal ultrafiltration method；ECUM）などがあります。ダイアライザの選択や透析時間、透析液流量、血流量は、透析効率などを参考に設定します。除水量の設定では、透析が1日空きか2日空きかで体重増加量が異なるため、ふだんの透析時の情報を考慮し、適正な除水量を設定することが重要です。患者が安定して透析を受けるために、そのつど患者に合った透析条件を検討することが重要です。

表 ● 透析装置で確認する透析条件

①ダイアライザ
②透析液の種類、透析液流量・濃度・温度
③抗凝固薬の種類・投与量
④透析モード
⑤除水量
⑥血流量

1. 除水計算

除水計算は次の手順で行います。

〈除水計算の手順〉

①透析前に測定した体重からドライウエイトを引きます。
②透析中の食事量、飲水量、返血に使用する生食量、透析中の点滴・輸血量を①に加えます。
③②の値を透析時間で割り、時間当たりの除水量を求めます。

2. 透析条件の設定

透析装置で透析条件（表）を確認し、設定します。

3. 設定条件の確認

透析条件を設定したら、設定ミスがないように、別のスタッフが再度確認します。

> 設定の確認は、時間を空けずにすぐ行いましょう。また、指さし確認や声出し確認を行い、間違いなく確実に設定します。

3 血液透析の実際②開始操作

清永会矢吹病院看護部主任 押切悠紀 おしきり・ゆき

❶ シャント肢の観察

1. 視　診

　まずはシャント周囲の皮膚に発赤やかぶれがないかを確認し、発赤やかぶれがみられる場合は、乾燥や皮膚トラブルなのか、感染なのかを見きわめる必要があります。排膿などの感染兆候がある場合、その部位に穿刺すると細菌を血管内に押し込み敗血症を起こす危険があり、穿刺前に医師の診察が必要になることがあるため、注意が必要です。

　また、左右の腕の太さに違いがないかどうかも確認しましょう。腋窩や鎖骨窩など、シャント肢の中枢側に狭窄があると、血液を心臓に戻すことができずに腕全体が腫脹します。

> **POINT!**
> 穿刺部位前後のくびれや分岐、瘤形成の有無、皮膚の状態を確認したうえで穿刺部位を選定しましょう。

1）静脈高血圧症

　穿刺部位より中枢側に狭窄があると、シャント血流が心臓に戻ることができずに静脈圧が上昇します。また、腋窩や鎖骨窩など上腕上部（中心静脈など）に狭窄があると、シャント肢全体の浮腫や腫脹が生じます。狭窄が進んで閉塞すると、血栓が形成され、静脈炎を起こして発赤・疼痛が出現します。

2）スチール症候群

シャントは本来、末梢の組織に供給されるべき動脈血を中枢に返しています。そのため、シャント血流が多い場合、吻合部より末梢の組織への血液供給が不足し、末梢循環障害を起こすことがあります。

また、糖尿病や動脈石灰化が進んでいる患者の場合、容易に末梢循環障害を来すため注意が必要です。痛みやしびれ、冷感などがある場合は診察を依頼しましょう。

2. 触　診

触診では、シャント吻合部から上腕に向かって触ります。シャント血管の走行や張りの程度、血管壁の弾力（硬さ）を確認します。触診することで、血管の固さや血腫の有無、スリル（血液の拍動）の強弱、自然な血管の凹凸を確認することができます。

> **POINT!**
>
> 血管を触診する際に、駆血して血管を怒張させた状態で観察すると、より血管がわかります。血管の上で指を左右に動かすことで、血管外径を把握することができます（図1）。
>
>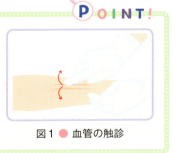
>
> 図1 ● 血管の触診

3. 聴　診

聴診は、聴診器を用いて吻合部から上腕に向かって聴いていきます。まずはシャントに動脈血が流れている音を聴き、

音の違いから狭窄の有無や血流の強さを聴取します。ヒューヒューという高音（狭窄音）、ザッザッという短音（拍動音）の有無を聴き取ります。また、患者自身がシャント肢に耳を当てたり、聴診器を使用して毎日自宅でシャント音の有無を聴き取ることも大切です。毎日シャント音を聴くことで、狭窄・閉塞の早期発見や早期治療につながります。

> シャントは患者にとっての命綱です。しっかり観察し、感染や閉塞を予防して長もちさせるようにしましょう。

❷ 穿　刺

1. シャント肢の洗浄

　透析室へ入室する前に、患者にはシャント肢の洗浄を行ってもらいます。ヒトの皮膚の表面には、黄色ブドウ球菌やコアグラーゼ陰性ブドウ球菌などの常在菌が付着しています。シャント肢の表面に汚れや有機物（前回透析時の消毒薬や絆創膏の粘着物など）があると、消毒効果が十分に得られません。したがって、シャント肢の洗浄はもっとも有効な感染対策であり、導入時から患者に必要性を説明し、洗浄方法を指導することが重要です。

　洗浄方法は、石けんを泡立て、シャント肢全体と穿刺部周囲をしっかりと洗います。そして、石けん成分が残らないよう水で洗い流し、使い捨てのハンドペーパーもしくはきれいなタオルでやさしく叩くように拭き取ります。

> 水分を拭き取る際にペーパータオルで腕をこすると、皮膚荒れをひき起こすため、かならずやさしく叩いて拭き取るよう指導しましょう。皮膚荒れのある患者には、消毒薬を弱いものにする、穿刺部位を変更するなどの対応が必要になります。また、自宅もしくは透析前に軟膏塗布などの処置を行います。

2. 穿刺部位の選定
1）十分な透析効率を考える
◆ 動脈側は十分な血流が得られる部位
　血流が十分に得られない部位から血液ポンプで脱血することで、血液が凝固したり、血球が壊れたりすることがあります。それによって、十分に毒素を除去することができなくなる可能性があります。また、無理やり脱血することで血栓が詰まりシャントが閉塞する恐れがあります。

◆ 静脈圧が異常に高くならない部位
　針先が狭窄部位に当たると、静脈圧が高くなる可能性が高いです。肘部も腕を屈曲することで静脈圧が上がりやすく、患者の体動を制限してしまうことがあり、注意が必要です。

◆ 再循環の危険性のない部位
　再循環とは、体内へ戻しているはずの血液が動脈（脱血）側穿刺針から再び脱血されることをいいます。このような状態になると、透析を行っていても全身の血液をきれいにすることができず、シャント内の同じ箇所の血液の毒素だけが除去されていくため、透析効率が落ちます。

◆ 狭窄部位は避ける

　狭窄部位に向けて穿刺を行うと、脱血不良や静脈圧上昇が起こりやすいです。脱血不良とは、透析のための血流が十分にとれないことです。無理やり脱血したり、静脈圧が異常にかかったりすることで、シャントを痛める原因となるため、狭窄部位への穿刺は避ける必要があります。

2）患者の安全安楽を確保する

◆ 確実に穿刺ができる部位

　前腕シャントでも、尺側皮静脈は血管が細くコロコロと動くことが多いため、穿刺がむずかしいです。血管の特性を理解したうえで、自分の刺しやすい血管部位を見きわめることが大切です。

◆ 固定が確実にできる部位

　動脈側と静脈側の穿刺部位が近すぎると、テープ固定が困難になり抜針のリスクが上がります。そのため、動脈側と静脈側は5cm以上離して穿刺することが望ましいです。動脈側と静脈側の穿刺部位を離すことは、透析効率を落とさないためにも必要です。ただし、どうしても近い部位で穿刺しなければならない場合は、抜針リスクを減らすために、2本の針をまとめてテープで固定するのではなく、かならず1本ずつ固定します。

◆ 患者の苦痛が少ない部位

　穿刺痛は、患者にとってはもっとも大きな不安要素です。患者の痛みを最小限にする方法は、穿刺を失敗しないことですが、困難な場合も時にはあるでしょう。そのため、貼付用局所麻酔薬（テープ）や外用局所麻酔薬（クリーム）を使用するという選択肢も考えましょう。

◆ 肘部の尺骨側への穿刺は注意が必要

　肘部の尺骨側は直下に上腕動脈が走っているため、深く針が刺さると動脈に針が刺さる危険性が高いです。

3）長期開存を維持する

◆ 感染部位・皮膚トラブルのある部位は避ける

　穿刺針で細菌を血管内に押し込む恐れがあるため、感染部位や皮膚トラブルのある部位への穿刺は避けましょう。

◆ 同一部位・吻合部への穿刺は避ける

　透析で使用する針は15〜18Gで、一般に点滴などで使用する針より太いです。そのため、同一部位に針を刺すことで、穿刺孔を広げてしまい、感染や出血の原因となります。また、同一部位への穿刺をくり返すことで、血管壁が厚く硬くなる場合もあります。さらに、同じ部位の血管壁を刺激することで狭窄を起こす危険があり、血餅の付着から閉塞する可能性も高いです。

◆ 止血の行いやすい部位を選定する

　透析で使用する針は太いため、穿刺孔が集中している部位や、皮膚が脆弱化している部位、瘤形成部などや狭窄部より末梢側に穿刺すると、穿刺孔が大きくなったり血管内圧が上昇したりし、止血が困難となる場合があります。また、吻合部直上への穿刺は禁止されています。

　なお、止血バンドを用いてきつく圧迫することで、血管内皮が傷つき血管内の肥厚や狭窄につながります。止血の際は可能な限り用手止血を行い、どうしても止血バンドを使用する際は必要以上に長く使用しないよう注意しましょう。

「ほかのスタッフが刺している部位だから、自分も穿刺がうまくいく」とは限りません。自分が自信をもって穿刺できる部位を見きわめる目をもちましょう。

3. 消　毒

　穿刺部位の選定が終わったら、穿刺部位を中心に円を描くように外側に向かって消毒を行います。基本的には、消毒綿は穿刺部位1ヵ所につき一つを使用することが推奨されます（動・静脈の2ヵ所必要になるため、消毒綿も二つ必要）。

4. 穿　刺

　基本的には静脈側穿刺→動脈側穿刺の順番で行います。その理由として、静脈側のほうが穿刺トラブルが多いからです。いくら動脈血が流れて血流量が増えているとはいえ、血液透析の穿刺ではふつうの静脈に15〜18Gの針を刺します。まずはしっかりと返血ルートを確保したうえで、動脈側の穿刺を行いましょう。

- 穿刺前には、透析装置や血液回路の確認を行いましょう。穿刺後にそれらの不備に気づくと、透析装置や血液回路の準備をしているあいだに穿刺針の中で血液が固まり、再度穿刺しなければならなくなる可能性があり、患者に苦痛を与えます。
- 患者の体調や顔色、バイタルサインなどを確認し、前回の透析後からの不調の有無を尋ねましょう。場合によっては、穿刺前に検査などが必要になることもあるため、先に確認する必要があります。

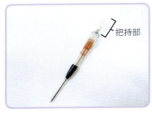 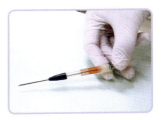

写真1 ● 穿刺針の持ちかた

〈穿刺の手順〉
①駆血帯を使用し、十分に駆血して血管を怒張させます。ただし、人工血管や動脈表在化は、駆血しなくても血管が拡張しており、また駆血を行うことで血流を遮断し血栓をつくる可能性があるため、駆血の必要はありません。
②穿刺針は、利き手の第1指と第2指、第3指の3本の指で、把持部をつまむようにして持ちます（写真1）。

> **POINT!**
> 穿刺針は、採血や点滴などに使用する針とは形状が異なり、針も長いです。そのため、しっかりと固定して針を刺せる持ちかたを習得しましょう。

③針を把持していないほうの手で、穿刺する血管と周囲の皮膚をしっかりと伸展させます。
④針の刺入角度は、自己血管内シャントでは一般的に25°前後、人工血管内シャントでは自己血管内シャントより鈍角[1]であり（図2）、血管の走行に対しまっすぐ穿刺します。た

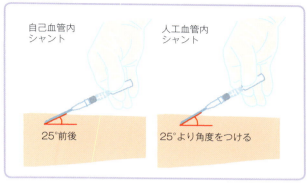

図2 ● 適切な穿刺角度

だし、穿刺する血管の状態に合わせて刺入角度を変えることも必要です。とくに上腕血管への穿刺は、25°で穿刺すると、針が血管を突き抜ける危険があるため、血管に合わせて鈍角で穿刺します。

> シャントは血流量が多いため、とくに動脈側は皮膚の針孔と血管の針孔がなるべくずれないように、角度をつけて針を刺すようにすると止血がしやすいです。

⑤穿刺針の逆血を確認したら、すこし針を寝かせて数mmすすめます。腫脹がないことを目視で確認し、内筒を固定したまま外筒を血管内にすすめます。

> 外筒をすすめる際に抵抗を感じた場合は、血管壁や狭窄部、静脈弁に針が引っかかっていることがあるため、無理に穿刺針をすすめず、助けを呼びましょう。

⑥穿刺針がしっかり血管内に入っていることを確認し、駆血帯を外します。サージカルテープなどを用いて、針が抜けないように固定します。
⑦同様の手順で動脈側の穿刺も行います。

❸ 透析開始操作

1. 患者氏名・透析条件などの確認

　穿刺針と血液回路を接続する前に、再度患者名やダイアライザ、抗凝固薬の確認を行います。この際に血液回路の接続の緩みやクランプの開閉、エアートラップチャンバ内の液面の高さなども目で見て手で触って確認します。

2. 血液回路との接続

　血液回路内に空気の混入がないことを確認し、動・静脈側穿刺針と血液回路を接続します。とくにループ型の人工血管では、動・静脈の接続を間違えないよう気をつけましょう。間違えると(逆つなぎ)再循環となり、透析効率が落ちてしまうことがあるため、注意が必要です。

　穿刺針と血液回路を接続したら、血液回路側のスクリューロックをしっかりと締め、穿刺針と血液回路をつなぎます。その後、動・静脈のクランプを開放します。

3. 脱血操作

　気泡警報を設定し、血流量100mL/min以下の低流量で血液ポンプを作動させます。この際、動脈側穿刺針から透析を行うために十分な血液量が引けることを確認します。

　動脈側血液回路からダイアライザに血液が流入したことを確認したら、抗凝固薬を投与します。そして、静脈側穿刺針まで血液が流れたことを確認したら、透析装置の開始ボタンを押して透析を開始します。透析開始後は、動・静脈圧の異常がないこと、返血血管に腫脹がないことを確認し、指示された血流量に血液ポンプのスピードを設定します。

> 血液回路内に空気が混入した場合、動・静脈側エアートラップチャンバで空気を抜くことができます。ただし、静脈側穿刺針につながる血液回路内に空気が混入していた場合は、血液回路内の空気を除去する必要があるため、まず血液ポンプを止め、静脈側穿刺針とつながっている静脈側血液回路のクランプを閉じることが大切です。その際に、空気が血液回路内のどこまで混入しているかを確認し、患者の状態も把握しましょう。空気混入は一人では対応がむずかしいことが多いため、すぐに周りのスタッフに声をかけましょう。患者の体内に空気が入らないような対応が最優先となります。

4. 穿刺針と血液回路の固定

　穿刺針と血液回路を固定します。固定する際に、ルアーロック部にテープがかかると、外す際にロックが外れることがあ

るため、注意が必要です。また、テープは十字に張ることで引っ張られる力に作用し、抜針の予防につながります。さらに血液回路を固定する際に、シャント血管の上を血液回路が通らないように注意する必要があります。血液回路でシャント血管が圧迫されると、狭窄や閉塞の原因になり、脱血不良となって透析効率が低下する恐れがあります。

POINT!

- サージカルテープなどはΩ固定（写真2）にすると、接着面が広くとれ、抜針予防につながります。また、血液回路をループ状に固定することで、血液回路が引っ張られたときに直接穿刺針に力がかからず、抜針予防対策として有効です。

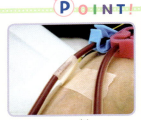

写真2 ● Ω固定
血液回路が皮膚に付着しないようにテープで固定する。

- 一度貼って剥がしたテープの再利用はやめましょう。粘着力が低下し皮膚と密着しないため、血液回路などが引っ張られた際にすぐに剥がれてしまいます。

引用・参考文献

1) 日本透析医学会．2011年版 慢性血液透析用バスキュラーアクセスの作製および修復に関するガイドライン．日本透析医学会雑誌．44(9)，2011，855-937．
2) 中山重雅．"バスキュラーアクセス管理と穿刺"．腎不全看護．第5版．日本腎不全看護学会編．東京，医学書院，2016，151-60．
3) 天野泉．"講座Ⅲ ブラッドアクセスの知識"．日本腎不全看護学会第17回教育セミナー．

4) 春口洋昭. "バスキュラーアクセスの基礎". 血液浄化療法ハンドブック2016. 透析療法合同専門委員会編. 東京, 協同医書出版社, 2016, 151-63.
5) 矢野邦夫ほか. "シャント肢を洗浄する". 透析室の感染対策パーフェクトマニュアル：CDCガイドラインを実践！ 矢野邦夫監修. 大阪, メディカ出版, 2007, 30-2.
6) 内田佐喜子. "穿刺技術". 日本腎不全看護学会東海地区第3回教育セミナー.
7) 内田佐喜子. "穿刺技術・シャント管理指導". 前掲書3).
8) 丸中さとみ. 穿刺針の持ちかた・進めかた. 透析ケア. 24(7), 2018, 616-9.
9) 厚生労働科学研究費補助金エイズ対策研究事業HIV感染症及びその合併症の課題を克服する研究(H24-エイズ-指定-002) HIV感染患者における透析医療の推進に関する研究班. 透析施設における標準的な透析操作と感染予防に関するガイドライン. 四訂版. 東京, 日本透析医会, 2015, 165p.
10) 透析医療事故の実態調査と事故対策マニュアルの策定に関する研究班. "透析治療". 透析医療事故防止のための標準的透析操作マニュアル. 東京, 日本透析医会, 2001, 6-7.
11) 佐藤久光. "透析開始から終了までの看護". 日本腎不全看護学会第22回教育セミナー.
12) 小手田紀子. "透析開始から終了までの知識と技術". 日本腎不全看護学会第21回教育セミナー.
13) 神谷和志. 穿刺針・血液回路の固定. 透析ケア. 22(7), 2016, 654-7.

MEMO

4 血液透析の実際 ③透析中〜終了操作

清永会天童温泉矢吹クリニック看護部主任／慢性腎臓病療養指導看護師／透析技術認定士
石井由梨 いしい・ゆり

❶ 透析中の観察

1. 患者状態の観察

患者状態を観察する際のポイントを表1に示します。

血圧は、脈拍とともに透析中に少なくとも1時間に1回は測定し、経時的な変動をみます。とくに急激な血圧低下（収縮期血圧30mmHg以上）は予後に影響するといわれているため、血圧低下の前兆を見逃さないことが大切です。

通常、除水時間や除水量、除水速度が適切であれば、プラズマリフィリング（透析中に血液から除水が行われることで、血管外にあった水分が血管内に引き込まれること）がはたらき、血圧は一定に保たれます。しかし、除水速度が速く、プラズ

表1 ● 患者状態を観察する際のポイント

観察項目	具体的な内容
バイタルサイン	血圧の変動、脈拍の異常、呼吸状態など
苦痛・不快症状	胸部症状、腹部症状、気分不良、頭痛、下肢痛、しびれ、めまい、筋痙攣など
急変の前駆症状	生あくび、脱力感、悪心、嘔吐、体熱感、脱血不良、腹部症状など
安全に治療が受けられているか	・患者の行動（食事中、睡眠中、体位など） ・安全対策はとられているか（ナースコールの位置、転落・抜針事故対策）

マリフィリングが追いつかない状態や、低栄養や炎症などで血管内の膠質浸透圧が低下した状態、動脈硬化や自律神経系の異常、心機能の低下などを認める場合、ドライウエイトが適正でない場合などには、血液量が減少して血圧が低下することがあります。実際に血圧が下がったりその前兆がみられたりした場合には、除水停止や透析液温度の調整を行います。急激な血圧低下から意識消失などの症状がみられる場合は、速やかに補液を行います。また、ドライウエイト設定が厳しい場合や、体重増加が多く総除水量が過大な場合は、除水量や除水速度を調整し、食塩・水分管理の再指導などの介入も検討します。

　透析室では、ナースコールはつねに患者の手の届く位置に設置しますが、症状があるにもかかわらずがまんしている患者もいるため、患者への声かけも忘れてはなりません。また、透析中の患者の行動を観察し、ベッド柵などを使用して転落防止に努めましょう。透析中は、体動や汗などにより抜針が起こりやすく、重大な事故につながる危険があります。穿刺部位やテープ固定に問題がないかどうか経時的に観察し、シャント肢には布団などを被せず、つねに穿刺部位が見える状態にしておきましょう（写真1）。

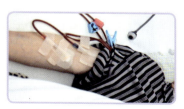

写真1 ● 透析中のシャント肢

> 透析中は患者にさまざまな症状が出現します。一人で判断せず、不安な場合はかならず先輩看護師や医師に相談し、早めの対応がとれるようにしましょう。

2. 透析装置・血液回路の管理と観察

　透析装置には、気泡検知器や静脈圧モニター、透析液圧モニターなどの各種警報装置が装備されています。しかし、警報のみに頼っていては、気泡混入や抜針など、生命にとって危険度の高い事故を未然に防ぐことはできません。また、血液回路内が凝固すると、透析効率の低下や回路交換による失血を招きます。透析中の異常を早期に発見し、安全な透析を行うためには、透析中に定期的（30分〜1時間ごと）にチェックリストを用いて観察し、記録する必要があります。

1）静脈圧・透析液圧

　静脈圧は、静脈側エアートラップチャンバから先の圧力を測定し、血液が体内へ戻る際の圧力を測定しています。一方、透析液圧は、透析液戻り口の透析装置内で測定され、ダイアライザ透析液側の圧力を表します。

　血流量や血管の状態によって患者ごとに異なりますが、静脈圧が経時的に高い場合は、血液回路の折れ曲がりがないか、静脈（返血）側穿刺針が血管壁に当たっていないかなどを確認し、必要時は針先を調整して再固定します。また、血液回路内の血液濃縮やエアートラップチャンバ内に凝固はないかどうかを確認します。

　静脈圧が低い場合は、十分な血流量が確保されていない可

能性があります。脱血不良はないか、静脈側穿刺針の抜針はないかを確認します。

2）除水設定・除水速度・除水経過

血圧変動とともに除水設定や除水速度、除水経過を観察します。透析中に排泄した場合や除水を一時停止した場合などは、除水量を変更することもあります。除水量が再設定されているか、除水が再開されているかなども確認しましょう。

3）エアートラップチャンバの液面

エアートラップチャンバの液面が低いと、気泡混入の危険があります。一方、エアートラップチャンバの液面が高い場合は、静脈圧ラインまで血液が上昇するため、各エアートラップチャンバの液面を確認し、必要時は調整を行います。

4）抗凝固薬

予定量の抗凝固薬が注入されているかどうかを確認します。抗凝固薬は種類によって注入速度が異なるため、注意しましょう。透析終了前に抗凝固薬を止める指示が出されている場合もあるため、指示どおりに実施できているかどうかを確認します。

5）透析液温度

透析液温度は通常、体温に近い36〜37℃に設定します。血圧が下がりやすい患者や瘙痒感の強い患者などでは、低めに設定することがあります。

6）血流量

針先調整やトイレ離脱などで一時的に血流量を下げて対応した場合などに、血流量を戻し忘れるケースがあります。血流量を下げた後に透析を再開する場合は、血流量が指示どおりであることをかならず確認します。

7）血液回路内の血液の色調

血液回路内の血液が暗赤色で静脈圧が上昇している場合、血液回路内凝固が疑われます。また、血液が赤ワイン色に変色している場合は、血液が溶血している恐れがあります。それぞれ迅速に対応しなければならないため、血液回路内の血液の色調に変化を感じたらかならず医師に報告しましょう。

8）気泡検知器

気泡検知器が作動していないと、血液回路内の気泡混入に気づかず事故につながる恐れがあるため、かならず毎回確認しましょう。

9）各接続部の緩みの有無

接続部が外れると大量出血につながり危険です。また、接続部が緩いと、気づかないうちに血液や透析液が漏れ出てしまうこともあります。したがって、かならず接続部に触れて緩みがないことを確認しましょう。

> **POINT!**
> 大きな事故を未然に防ぐためにも、指さし呼称を徹底しましょう。毎回しっかり確認する習慣をつけることで、異常の早期発見につながります。

❷ 終了操作

終了操作の目的は、体外循環された血液を清潔かつ安全に体内に戻すことです。感染予防および安全のために、終了操作中は透析装置から離れないようにしましょう。

原則として、終了操作は抜針を行う者と装置側の操作を行

表2 ● 終了操作時の注意点

・担当する患者の返血開始から終了までを一貫して行う
・途中での交代や、ほかの作業とのかけもちをしない（感染防止）
・返血操作中は、空気流入や静脈圧の変動をキャッチするために、すべての警報装置を作動させておく
・除水が行われていないことを確認する

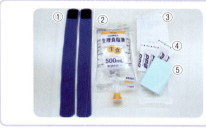

①止血ベルト
②生理食塩液
③消毒薬
④絆創膏
⑤滅菌シーツ

写真2 ● 返血に使用する物品

う者の2名で行うことが望ましいですが、生理食塩液（生食）置換での返血作業がすべて終了し、さらに装置側のパネルなどに触れる作業を終了した後に動・静脈の抜針を行うように工夫された手順を守っている場合や、全自動透析装置を使用している場合には、1人で行ってもよいとされています。

終了操作時の注意点を表2に示します。

❸ 返血・抜針

1. 返血・抜針の手順

必要物品（写真2）がそろっていることを確認し、返血・抜針を行います。返血・抜針時の注意点を表3に示します。

表3 ● 返血・抜針時の注意点

- 血液汚染対策や感染対策のため、かならず個人防護具を装着する
- 返血作業に入ることをほかのスタッフに伝える
- 返血前の血圧に異常がある場合、医師に報告し、指示を受ける
- 返血中は、患者の顔色や気分不良、吐き気、頭痛、胸痛、腹痛などの一般状態の観察も行う
- 血圧が低い場合、返血用の生食などを多めに使用し、血圧を測定しながら徐々にベッドをギャッジアップして様子をみる。患者の状態を観察し、抜針しても問題ないと判断してから抜針する
- 返血途中での抜針は、動脈側穿刺針と静脈側穿刺針を間違える可能性があり危険なため避ける。かならず返血作業終了を待ち、動脈側・静脈側それぞれの回路をクランプしてから抜針する
- 返血中に静脈圧が上昇する場合、血液回路内の血栓や穿刺針の凝血が考えられる。穿刺針の凝血が原因の場合は、動脈（脱血）側穿刺針に血液回路を接続し直して返血する、もしくはやむをえず瀉血となることがあるため、静脈圧の上昇には注意する

〈血液ポンプを使用した終了手順〉

①事前に手洗いをし、エプロン、マスク、ゴーグル、手袋を装着します。
②予定した透析時間に達し、除水が完了していることを確認します。
③血圧を測定し、患者の一般状態を観察します。
④注射や採血の有無を確認します。
⑤返血モードに切り替え、血流量を50〜100mL/minに下げます。
⑥採血の指示があれば、血流量を50mL/minに下げ、1分ほど経過した後に血液ポンプを止めて動脈側ニードルレスアクセスポートから採血します（写真3）。

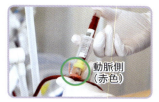
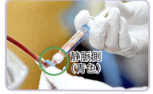

写真3 ● 透析終了時の採血　　写真4 ● 透析終了時の薬剤投与

⑦注射の指示があれば、氏名・薬剤名・薬剤投与量・医師の指示を確認し、静脈側ニードルレスアクセスポートからゆっくりと注入します（写真4）。
⑧補液ラインのクランプを開放し、気泡や凝血塊を血液ポンプ側へ移動させます。鉗子を使用して、血栓を押し流すようにして移動させます。
⑨血液ポンプを停止させ、補液ラインから動脈側穿刺針方向へ自然落差にて血液を生食で置換し、穿刺針側の血液回路をクランプします。
⑩血液ポンプを50〜100mL/min程度で作動させ、血液回路とダイアライザ内の血液を生食で置換し、血液ポンプを停止します。
⑪静脈側エアートラップチャンバ以降の血液回路をクランプします。
⑫患者の一般状態に変化がなければ、針の刺入部を消毒後、滅菌ガーゼや圧迫綿を当て、血管の走行に合わせて抜針し、止血します。
⑬ダイアライザ内の残血の有無を確認します。
⑭排液後、透析液ラインカプラを取り外し、ダイアライザの

透析液接続口にキャップを取りつけ、排液が漏れないようにして感染性廃棄物として適切に処理します。

> 返血終了後は、閉鎖回路にして血液の漏出がない状態で廃棄しましょう。

2. 返血後の血液回路の確認

返血後は、血液回路やダイアライザ内の残血の有無を確認します。エアートラップチャンバ内や血液回路内に残血がある場合は、抗凝固薬の変更や増量を検討します。ダイアライザ内に残血がある場合はダイアライザの変更を検討し、毎回残血がみられる場合は、抗凝固薬の種類や時間当たりの注入量の見直しが必要となるため、医師に報告し、指示を確認します。また、それらの対策でも問題が解決しない場合は、凝固線溶系に異常を来すような炎症性疾患がないかどうか調べる必要があります。

3. 抜針・止血時の注意点

抜針・止血時は、予定の治療が終了し、患者の一般状態に問題がないこと、必要な注射が終了していることを確認します。抜針時は、自然抜去を防ぐため、穿刺部から遠い固定テープから順にやさしく剥がします。そして、穿刺部に滅菌ガーゼなどを当て、血管の走行に沿って抜針と同時に圧迫します。皮膚と血管の穿刺孔には若干のずれがあり、ずれたまま圧迫すると出血や腫脹を起こすため、皮膚と血管の両方の穿刺孔を圧迫します。

抜針前から強く圧迫すると、血管内壁を傷つける恐れがあります。抜針のタイミングで圧迫するようにしましょう。

4. 止血の方法

　用手止血の場合は、穿刺孔に第3指を置き、その前後に第2・4指を添えます（写真5）。ガーゼから血がにじみ出さず、また第2指でシャントの血流が感じられる程度の圧力で止血します。止血時間は患者によって異なりますが、通常5〜10分で止血されます。

　止血ベルトを使用する場合は、シャント血流を聴診器などで確認します（写真6）。強すぎる圧迫や長時間のベルトの使用はシャント閉塞につながるため、注意しましょう。止血を確認する際は、再出血予防の観点から、シャント吻合部から遠い部位のベルトを先に外します。

　人工血管では、閉塞の危険があるため、止血ベルトは使用しません。

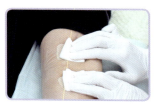

写真5 ● 用手止血

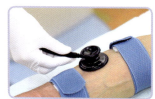

写真6 ● 止血時の聴診

❹ 透析後の体重測定

透析後の体重測定は、予定どおり除水が行われたかどうかを知るために重要です。かならず透析前の体重測定時と同じ風袋であることを確認してから測定します。衣類や履物などが同条件でないと正確な除水量がわからないため、注意しましょう。また、患者やスタッフが体重の測定値に疑問を感じたときは、そのままにせず再測定を行います。

透析終了後は、除水や浸透圧の変化に伴い循環血液量が減少し、循環動態が不安定になりやすいです。体重を測定しに行こうとして起き上がった際や歩行途中で患者が倒れることも考えられます。透析終了後は、血圧に異常がないことを確認してから、ベッド上坐位→端坐位→立位、と段階を追ってゆっくり起き上がってもらい、問題がなければ体重測定を行います。とくに高齢者や糖尿病患者、循環器合併症をもつ患者は、起立性低血圧や不整脈を起こしやすく転倒の危険性が高いため、スタッフの見守りの下で体重測定を行います。

透析後の体重測定時に確認する内容を表4に示します。

表4 ● 透析後の体重測定時に確認する内容

- 体重計に余分なものがのっていないか、体重計が壁などにぶつかっていないか
- 患者カードを使用して測定する場合、患者とカードの名前が一致しているか
- 体重計はゼロ表示になっているか
- 風袋は透析開始前の体重測定時と同一条件であるか（衣類、履物、車いすなど）
- 患者の状態（顔色、ふらつき、気分不良など）に異常はないか
- 除水量は適切だったか

❺ 透析後の清拭

　透析室は、穿刺時や抜針時などに血液が飛散する危険があります。そのため、透析終了後には患者ごとに透析装置およびその周辺を清拭し、感染防止に努めます。

1. ベッド・透析装置の清拭

〈清拭方法〉[1]

①ベッド周囲の環境表面は、洗剤あるいは洗浄剤で拭き、表面に付着した有機物や汚れを除去します。

②その後、0.05〜0.1％次亜塩素酸ナトリウムで清拭消毒し、消毒後は水拭きします。

③目に見える血液の付着時は、ペーパータオルやディスポーザブルクロスなどで物理的除去を行った後、同濃度の次亜塩素酸ナトリウムで清拭消毒します。

④透析装置外装に対しても環境表面と同様に、0.05〜0.1％次亜塩素酸ナトリウムで清拭消毒します。

2. ベッド周囲・床の清掃

　ベッド柵やオーバーテーブルは、医療者・患者ともに接触機会が多く汚染頻度も高いです。透析終了ごとに0.05〜0.1％次亜塩素酸ナトリウムにて清拭します。血液や体液の付着がある場合は、消毒用アルコール綿で除去した後に水拭きし、同様に次亜塩素酸ナトリウムで清拭消毒します。

　床は、血液や体液の飛散している可能性が高いだけでなく、準備時の生食やダイアライザ着脱時に透析液が飛散する可能性も高いため、毎日湿式清掃を行います。血液や体液の付着がある場合は、消毒用アルコール綿で除去した後に水拭きし、同様に次亜塩素酸ナトリウムで清拭消毒します。

引用・参考文献

1) 厚生労働科学研究費補助金エイズ対策研究事業HIV感染症及びその合併症の課題を克服する研究 (H24-エイズ-指定-002) HIV感染患者における透析医療の推進に関する研究班. 透析施設における標準的な透析操作と感染予防に関するガイドライン. 四訂版. 東京, 日本透析医会, 2015, 165p.
2) 阿部福代. "透析療法の実際". 基礎からわかる透析療法パーフェクトガイド. 改訂第2版. 篠田俊雄ほか編. 東京, 学研メディカル秀潤社, 2017, 84-9.
3) 浅井寿教ほか. 透析を行うためのさまざまな条件. 透析ケア. 21(5), 2015, 408-13.
4) 坊坂桂子ほか. "透析前・中・後の観察とケア". やさしくわかる透析看護. 小林修三監修. 東京, 照林社, 2018, 68-74.
5) 大橋信子. "血液透析と看護". 透析看護ケアマニュアル. 川野良子ほか編. 東京, 中山書店, 2014, 91.
6) 小柴隆史ほか. "血液透析の実践". 看護師のための早引き透析ケアブック. 永井美裕貴ほか監修. 東京, ナツメ社, 2017, 71-98.
7) 坂本和子. "透析中の観察とケア". 透析看護の知識と実際. 政金生人編. 大阪, メディカ出版, 2010, 79-81, (臨床ナースのためのBasic & Standard).

MEMO

5 血液透析中の症状対応

清永会天童温泉矢吹クリニック看護部／慢性腎臓病療養指導看護師 **小関香織** こせき・かおり

❶ 透析低血圧・起立性低血圧

　血圧とは、血管壁に与える血液の圧力をいい、心拍出量（1回拍出量×心拍数）と末梢血管抵抗の積で表され、血管の状態や循環血漿量、心機能などの影響で変動します。透析患者にみられる低血圧を透析関連低血圧といい、透析低血圧、起立性低血圧、常時低血圧に分類されます。本稿では、透析低血圧と起立性低血圧について解説します。

1. 透析低血圧

　透析中に収縮期血圧が20mmHg以上あるいは症状を伴い平均血圧が10mmHg以上急激に低下した場合[1]を透析低血圧といいます。透析による血管内の除水速度が間質から血管内への血漿成分の移動速度より速いと、循環血漿量が減少し、血圧低下が生じます。細胞内液ではカリウム、間質液ではナトリウム、血漿内ではアルブミンが浸透圧物質となり、水分を引き入れます。栄養状態が悪化してアルブミンが減少すると、血管内の水分を維持できず血圧低下を来しやすいです。また、炎症が起こると、炎症物質により血管の透過性が亢進するとともに、免疫物質をつくるためにアルブミンが消費されて減少し、血管外へ水分が逃げ出しやすく、血圧低下を招きやすくなります。

2. 起立性低血圧

　起立性低血圧は自律神経障害が主として関与し、起立した

表 ● 透析低血圧・起立性低血圧の症状

頭痛、頭重感、肩こり、めまい、立ちくらみ、倦怠感、胃部不快、悪心・嘔吐、腹痛、発汗、顔面蒼白、動悸、脈拍の増減や不整、手足のしびれ、あくび、呼吸苦、下肢の痙攣など

際に血圧が急激に低下する現象です。一般的に起立後3分以内に収縮期血圧で20mmHg以上、拡張期血圧で10mmHg以上の低下[2]がみられます。

3. 透析低血圧・起立性低血圧の症状

表のような症状が現れます。重篤な場合は、意識消失や失禁、呼吸停止に至ります。透析に関係なく突然血圧が低下した場合は、徐脈を呈することがあります。

4. 低血圧がみられた場合の対応

1）透析低血圧

除水速度や透析液温度の調整、補液などを行い、回復が乏しい場合は透析を終了します。これらの処置を行いながら、睡眠状況・排便状況・食欲などの体調の確認や、除水設定の妥当性や降圧薬の見直しなど、血圧低下をひき起こす原因を検索します。

2）起立性低血圧

起立性低血圧を起こした場合、転倒やそれに伴う受傷の危険があるため、坐位や臥位または蹲踞（そんきょ）姿勢を促します。また、ドライウエイトの上方修正や昇圧薬の投与で対処する場合もあります。

- 血圧低下時に下肢挙上を行うことの臨床意義ははっきりしていません。下肢挙上は、心拍数や平均動脈圧、1回拍出量を改善する可能性がありますが、7分未満の効果とされています。
- 重篤にならないよう、血圧低下の兆候を早期に発見して対処しましょう。また、患者に具体的な症状を説明し、異変時はすぐ医療者に声をかけるよう説明します。
- 血圧低下を招く要因を患者とともに検討し、日常生活の調整に取り入れるよう促します。

❷ 不均衡症候群

1. メカニズム

　不均衡症候群は、透析導入期に多くみられる合併症の一つです。

　透析導入期の患者の体には、浸透圧をもつ多量の尿毒素が細胞内外に均等に蓄積しています。細胞内外の尿毒素は、浸透圧の変化により時間差で血管内に取り込まれ、血液透析で血管内から取り除かれます。一方、脳には血液脳関門があり、尿毒素の移動速度が制限される結果、脳脊髄液側には尿毒素が溜まります。そのため、脳脊髄液側の浸透圧が高く、血管内の浸透圧が低くなり、不均衡が生じます。そして、浸透圧によって血管側から脳脊髄液側へ水が移動し、脳浮腫が生じます。頭蓋骨内の容積は不変なため、頭蓋骨内の圧力が上昇するとさまざまな症状が生じます。症状が出現した際、脳血管障害などの原因が除外されれば、不均衡症候群と診断されます。

2. 症　状

　頭痛や吐き気が多く、重篤になると中枢神経症状（痙攣・振戦・意識障害・興奮など）や、全身症状（倦怠感・筋痙攣・血圧低下・不整脈など）を認めます。これらの症状は透析後半から終了時にかけて出現し、一過性で消失することが多いですが、重篤な場合は生命にかかわることもあります。

3. 対　応

　予防として、尿毒素の濃度の高い導入期には、透析中の浸透圧差を是正する薬剤（グリセオール®など）を使用したり、透析効率を落とし（低血流量や、低効率ダイアライザの使用、短時間透析など）、緩やかな透析を頻回に行います。症状が軽度であれば、安静にすることで徐々に軽減する場合が多いですが、自制困難な場合は対症療法が必要です。

　透析歴が短い患者の場合、身体に起こった変化が正常なものか否かを自分で判断することはむずかしいです。そのため、バイタルサインのほか、顔色や表情、皮膚の湿潤、あくびの有無など、スタッフによるきめ細かな観察が重要となります。

POINT!

透析を導入したばかりの患者は、緊張や不安などのさまざまな思いを抱き通院していると推測されます。その状況で不均衡症候群が起こると、透析に対する嫌悪感が増悪し、透析受容の妨げとなる恐れがあります。客観的な観察を行い、また主観的な症状の有無を確認しましょう。

❸ 不整脈

1. 不整脈の種類

　透析患者では不整脈の出現する頻度が高く、突然死も多いです。不整脈出現の頻度が高い理由として、①ほかの基礎疾患を有する患者より電解質異常や心疾患、虚血性心疾患の合併の割合が多い、②透析に伴って体液量や電解質、酸塩基平衡が急激に変化する、などが挙げられます。

　不整脈には、頻脈性不整脈と、徐脈性不整脈があります。高度の洞不全症候群や房室ブロック、心室頻拍、心室細動は、心停止の危険があり、突然死の原因です。

2. 透析患者の不整脈の原因

　透析患者の不整脈の原因はさまざまであり、大きく分けて①器質的心疾患の合併、②循環血漿量の急激な減少をはじめとする透析に伴う変化、③腎不全による体内の変化が挙げられます。これらのほかに、カリウム値の低下による刺激伝導系の亢進により誘発される不整脈があります。それらが単独または複数関与しているといわれています。

3. 症　状

　自覚症状として、動悸、頻脈、息切れ、呼吸困難、めまいなどが出現し、高度の不整脈では心不全や意識障害が生じることがあります。一方、自覚症状がない不整脈も少なくありません。

4. 対　応

　疑わしい状況や自覚症状が出現した際は、まず医師へ報告し、12誘導心電図検査を施行します。電解質異常が原因の場合もあり、電解質やホルモンの検査が必要となることもあります。緊急性の有無や原因があきらかになっているかどうかによって、

循環器専門機関への受診が必要となります。致死的な不整脈で心肺停止に陥った患者に対しては、胸部叩打や心臓マッサージ、電気的除細動を行い、循環器専門機関への緊急搬送を行います。

透析患者は、高カリウム血症をはじめ、透析中の電解質や循環動態の変動などにより、さまざまな不整脈を合併しやすいです。透析患者に多くみられる不整脈の原因や心電図波形、初期対応をきちんと理解し、日ごろから意識してみましょう。

引用・参考文献

1) 日本透析医学会. 血液透析患者における心血管合併症の評価と治療に関するガイドライン. 日本透析医学会雑誌. 44(5), 2011, 337-425.
2) 鈴木はるみ. "透析関連低血圧". 透析看護ケアマニュアル. 川野良子ほか編. 東京, 中山書店, 2014, 115.
3) 渡邊有三. 透析患者の血圧管理. 日本透析医会雑誌. 31(1), 2016, 3-9.
4) 友雅司. 腎臓・透析療法・透析患者の体イラスト図鑑:病態生理から合併症までまるっとわかる! 透析ケア2017年夏季増刊. 大阪, メディカ出版, 2017, 248p.
5) 渡辺泉ほか. 合併症とその対策:不均衡症候群. 日本臨牀. 62(6), 2004, 262-6.
6) 小野哲也ほか. 不整脈. 臨牀透析. 24(12), 2008, 1665-74.
7) 安藤亮一. "心・血管系の合併症". 基礎からわかる透析療法パーフェクトガイド. 改訂第2版. 篠田俊雄ほか編. 東京, 学研メディカル秀潤社, 2017, 210-23.
8) 平塩秀磨ほか. 透析患者が不整脈を起こしやすいのはなぜ? 透析ケア. 25(5), 2019, 414.
9) 中村忠博. "頭蓋内圧亢進治療薬". 透析患者のくすりカラー大事典:服薬指導の強い味方! ナース必携. 透析ケア2015年冬季増刊. 平田純生編. 大阪, メディカ出版, 2015, 142-8.

6 維持期の患者指導のポイント

清永会天童温泉矢吹クリニック看護部主任／慢性腎臓病療養指導看護師／透析技術認定士
石井由梨 いしい・ゆり

　維持期の患者は、長い透析生活のなかでさまざまな身体的・心理的・社会的な状況の変化に伴い、そのときどきに適応しようとする過程をくり返しています。

　医療者は、患者の思いや認識を確認しながら適切にアセスメントし、患者のセルフケアを阻んでいる要因は何か、解決に向けてどうすればよいかをともに考え、患者の実践を見守り、患者がすこしずつ変化できるよう支援する必要があります。患者を十分に理解し、患者に必要な知識・技術を指導し、患者が主体的に健康管理を行って日常生活を送れるよう、専門的な立場から支援していくことが大切です。

❶ 血圧・脈拍・体重の管理

　血圧や脈拍、体重は、体調をみるための大切な指標となります。毎日、同じ時間に同じ条件で測定するよう伝えましょう。血圧は、降圧薬を服用している場合は朝・晩の1日2回測定し、測定値を自己管理ノート（写真）へ記入するよう促します。自己管理ノートへ記入することで、患者自身が自分の体について知ることができるだけでなく、よりよい状況にしていこうという意識づけにもつながります。医療者は透析ごとに自己管理ノートをチェックし、患者の体の状態を把握しましょう。

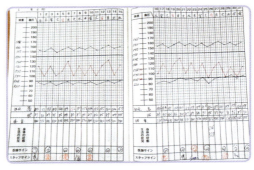

写真 ● 自己管理ノートの活用

❷ 適切な食事

　維持期では、エネルギーとたんぱく質の適切な摂取、食塩・水分・カリウム・リンの制限を行いながら、栄養バランスのとれた食事を摂取し、透析に伴う合併症（心不全や動脈硬化、二次性副甲状腺機能亢進症、感染症など）を予防することが大切です。まずは蛋白異化亢進状態や低栄養状態に陥らないよう、身体活動レベルに見合った量のエネルギーを摂取してもらい、十分なエネルギーを摂取できたところで、食事のバランスや、食塩やカリウムの摂取制限、リン摂取と服薬のタイミングなどの問題について観察します。患者の状態や食事環境の変化など、日常のコミュニケーションのなかから得た情報を管理栄養士と共有し、患者が適切な自己管理を行えるようサポートしましょう。

❸ 適度な運動

　透析患者は、治療に伴う安静時間が長く、活動量が減り体

力が低下します。透析患者の運動耐容能は健常者の約半分であり、骨格筋量減少と筋力低下を意味するサルコペニアの頻度も高いといわれています。患者のQOLや生命予後の改善のために、運動療法を積極的に行う必要があり、透析時間を利用した運動療法に力を入れている施設も多いです。

活動量の減少による体力低下を改善させるためには、運動の習慣化が必要です。散歩や体操など、日常生活に取り入れやすい運動から開始するよう伝えましょう。開始時はかならず医師に相談し、許可が下りてから開始すること、血圧の変動に注意し、けっして無理をしないことを説明します。

❹ 十分な睡眠・休息

透析患者のなかには、心の変化やかゆみなどの不快な症状によって、十分な睡眠の質と量を確保することができずに不眠になる人がいます。患者が悩みを話せる場づくりや、不快な症状を改善するための透析条件の見直しなどを行いながら、すこしでも不眠を軽減できるよう努めましょう。日ごろから、患者の睡眠状況や1日のなかでリラックスできる時間の有無などを確認し、アセスメントすることが大切です。

❺ 正しい服薬管理

透析患者の薬物療法は、喪失した腎機能を補い、長期透析の合併症の予防や治療を目的としています。薬の特徴を理解し、正しく服用できるよう指導する必要があります。

高齢患者のなかには、視力や認知機能の低下などにより、服薬管理が困難になる人もいます。患者の状態や生活状況などに合わせて、剤形の変更や一包化の提案、家族への介入依

頼などを検討しましょう。

❻ フットケア

　透析患者は動脈硬化症を併発していることが多く、血管内の閉塞が下肢に出現すると下肢潰瘍を形成します。閉塞性動脈硬化症（atherosclerosis obliterans；ASO）を併発し、血流が低下している透析患者では、一度潰瘍ができると治癒が困難であり、切断を余儀なくされるケースも少なくありません。また、糖尿病性腎症患者では、下肢の知覚鈍麻により下肢に異常があっても気づかないことがあり、抵抗力の低下によって感染も起こしやすくなります。透析患者の足病変をスクリーニングし、潰瘍や壊疽を起こす前に異常の早期発見・早期治療に努める必要があります。そのために、看護師は患者一人ひとりの足の状態に合わせたフットケアプランを立案し、介入します。患者にも足の観察方法や清潔、保湿、爪切りなどのケア方法を伝え、サイズの合った靴を選ぶなどのセルフケア指導を行いましょう。

引用・参考文献

1）井上啓子．"透析患者さんに栄養管理が必要なのはなぜ？"．新人スタッフのための透析講座Q＆A110：どんな「？」も10分でスッキリ解決！ 透析ケア2015年夏季増刊．大坪みはる編．大阪，メディカ出版，2015，194-5．
2）小川洋史ほか監修．"透析手順"．透析ハンドブック．第5版．東京，医学書院，2018，44．
3）小川洋史ほか監修．"糖尿病腎症患者の観察と指導"．前掲書2），174．
4）小川洋史ほか監修．"患者・家族への日常生活上の指導"．前掲書2），186-93．
5）茂木さつき．"透析患者の食事療法について"．そこが知りたい 透析ケアQ＆A：透析現場からの質問110．第2版．田部井薫編．東京，総合医学社，2013，154-5．

第 3 章
腹膜透析

1 腹膜透析のしくみ

清永会矢吹病院看護部看護師長 西塔寿子 さいとう・としこ

❶ 腹膜の構造と腹膜透析の原理

1. 腹膜と腹腔

腹膜は、腹腔の内面を覆う膜で、中皮と疎性結合組織からなる組織です。腹膜透析（peritoneal dialysis：PD）では、この腹膜を透析膜として利用し、カテーテルで体外と交通させた腹腔に水と溶質を排出します[1]。成人の腹膜面積は1.5〜2.0m^{2}で、その30％程度でPDを行っています。

2. 腹膜透析の原理

PDを行うためには、腹腔内にカテーテルを挿入します。そのカテーテルを使用して腹腔内に透析液を入れ、老廃物と過剰な水分の除去を行います。老廃物の除去は「拡散」という原理で行われ、過剰な水分の除去は「限外濾過（除水）」という原理で行われます。

❷ 腹膜透析のシステム

PDのシステムとしては、連続携行式腹膜透析（continuous ambulatory peritoneal dialysis：CAPD）システムと自動腹膜透析（automated peritoneal dialysis：APD）システムに分けられます。

1. CAPDシステム

二つの透析液バッグをチューブでつないだツインバッグを用いて透析液の交換を通常1日数回行います。1回の交換時間

は約30分です。バッグ交換は、自宅や職場、移動先などの日常生活の場で行われます。

2. APDシステム

自動腹膜還流装置（サイクラー）を用いて、夜間就寝中に透析液の交換を行います。日中の交換回数を少なくする、またはなくすことができ、日中のQOL向上が期待できます。

❸ 腹膜透析液の種類

現在使用されているPD透析液は、ブドウ糖液とイコデキストリン液の2種類があります。目的と用途に応じて使い分けが必要です。

❹ 家庭訪問と自宅の準備

退院が決定すると、家庭訪問を実施します。おもにPDをする部屋と透析液を置く場所、トイレ、風呂場、ペットの有無と飼育状況などを確認します。また、必要物品（加温器、体重計、はかり、ばねはかり、S字フック、点滴スタンドなど）について説明し、用意してもらいます。

1. バッグ交換場所

清潔な空間か、必要物品が準備されているか、ペットなどが入ってこないかを確認します。

2. 入浴設備の確認

浴室はあるか（使用しているか）、シャワーはついているかを確認します。

3. 透析液・器材の保管場所の確保

直射日光は当たらないか、室温保存できるところかを確認します。

4. トイレの確認
水洗トイレか汲み取り式かを確認します。

5. ごみの出しかた
使用済みのバッグ類は、水分をよく切り、小さくたたんでごみ袋に入れます。ごみ袋は口をしばるか密封し、地域のごみの分別ルールに従い、家庭ごみとして処理します。

6. その他
患者や家族といっしょに、PDを組み込んだ1日の過ごしかたをイメージしてみます。また、PDに対する家族の考えを聞きます。さらに、トラブル時の対処について確認します。

> 透析液バッグを置く場所がない場合は、配送を少量ずつにするとよいでしょう。また、ペットがいる場合、PDをする部屋からペットを隔離します。

❺ 導入期の患者指導のポイント

1. 清潔指導
PDを行ううえで、患者が清潔と不潔を理解することが大切です。これは、バッグ交換やカテーテルケアの手技を清潔操作で行うことが重要だからです。とくに手洗いとマスクの着用は十分に説明しましょう。PDをはじめてある程度の期間が経過すると、手技が自己流になり、マスクをつけ忘れたり、手洗いをしなくなったりする患者が多くみられます。医療者が実際にモデルとなって、手技をみせながら説明するのもよいでしょう。

2. バッグ交換の手技指導

　チェックリストに従って毎日行い、できたところとできなかったところを記録します。患者のペースに合わせながら、何回もくり返し行います。

　基本的な操作手順が実行できない場合は、患者個々に合った方法を考え、指導方法を変えて対応します。この場合、スタッフ間で情報の共有を図り、指導内容を統一しておきましょう。また、患者の社会的背景（家族背景）をアセスメントし、家族の協力を得ることも大切です。

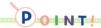

> 手技を指導する際は、患者の様子をみながらすすめましょう。活気のない患者には無理強いをせず、できるところから参加してもらいます。そして、できたらほめ、ほめながらすすめていきます。あきらめずに何度でも挑戦してもらうことが大切です。

3. 測定と記録

　患者は、PDを自分で行うとともに、自分の体の管理もしなければなりません。そのために患者自身で測定してもらう必要のある項目として、PD除水量や体重、血圧があります。可能であれば、体温、脈拍、尿量、飲水量なども記録してもらいましょう。測定し記録するということは、患者自身が自分の健康状態をみる目安となります。異常の早期発見にもつながります。体重は、ドライウエイト±1kgの範囲内でコントロールできるように説明しましょう。測定時間は毎日同時刻にしたほうが、経過を比較しやすいです。

4. 排液バッグの処理

　PDの排液はトイレに捨てます。畑や田んぼに捨てると、ブドウ糖によって作物や樹木、花を枯らすことになります。排液をトイレに捨てる際は、ブドウ糖によってカビが発生しやすくなります。まめに掃除が必要となることも事前に説明しておきましょう。

　PDをした後の空バッグは、市町村の分別法に従って収集所に捨てます。地域によっては、黒のごみ袋や段ボール箱に入れて捨てると、医療廃棄物とみなされ、収集してもらえないこともあります。市町村に確認するようにしましょう。

5. 出口部ケア

　出口部は1日1回観察し、必要があれば消毒やガーゼ交換を行います。カテーテルの出口部とその周囲、皮下トンネル部の観察を十分に行います。出口部ケアは、患者個々に合わせたケアを選択しましょう。

> カテーテルケア時、出口部周辺では、はさみなどの鋭利なものは使用しないよう患者に伝えましょう。また、カテーテルを固定する絆創膏は、カテーテルのそばで切らないようにします。

6. シャワー浴・入浴

　カテーテル挿入術後間もないときや、出口部の状態が安定しないときなどは、下記の方法でシャワー浴・入浴を行います。

1）クローズドシャワー浴（術後4日目から）

　出口部にポリウレタンフィルムドレッシング剤（サージッ

ト®）を貼り、シャワーを浴びます。シャワー後はサージット®を剥がさずに浴室から出て、出口部消毒を行います。

2）オープンシャワー浴（術後7日目から）

シャワーのみのときは、サージット®を貼る必要はありません。最後に出口部にシャワーをして洗います（石けんは使用しません）。

3）クローズド入浴（術後7日目から）

出口部にサージット®を貼り入浴します。湯船から上がった後にサージット®を剥がして、出口部にシャワーをして洗います（石けんは使用しません）。

4）オープン入浴（術後3ヵ月～半年後）

主治医または看護師の許可が必要です。出口部の傷が治り完成すると、サージット®を貼らずに入浴できるようになります。浴槽を清潔にして、一番風呂に入ってもらいます。水道水には塩素が含まれているため安全です。サージット®をせずに入浴することで、出口部や周囲の皮膚が洗浄され清潔になります。

7. 合併症

PD導入期から、合併症について患者に説明しましょう。合併症の詳細は「第6章②腹膜透析特有の合併症」（164ページ）を参照してください。

8. 緊急時の対応

在宅でPDを開始し異常が起きたときの対処方法について、事前に患者に説明しておきましょう。器械のトラブルは、器械メーカーのコールセンターへ電話します。排液混濁やカテーテルトラブル、出口部感染の兆候があった場合は、かかりつけの病院に電話し、指示を仰ぐようにします。そのほか緊急

性がないと判断される場合は、翌日に病院を受診してもらうのでもよいでしょう。

　また、災害時の連絡方法は、退院前に患者と十分に確認しておきましょう。

9. 多職種連携

　PDをはじめるにあたって、病院側は院内の管理システムを明確にしておく必要があります。各部署がそれぞれの任務をしっかりと理解してかかわり、患者をサポートする必要があります。また、災害時の連絡方法や対応についてあらかじめ確認しておくとともに、災害を想定した訓練も必要です。多職種で連携して継続したケアを提供できるよう、定期的にカンファレンスなどを行い、情報の共有を心がけましょう。

引用・参考文献

1）岡田一義監修. 腹膜透析診療指針. 東京, 東京医学社, 2019, 176p.

MEMO

2 腹膜透析の実際

清永会矢吹病院看護部看護主任 髙橋弥生 たかはし・やよい

❶ PDカテーテル留置術

PDカテーテル留置術とは、腹膜透析（peritoneal dialysis；PD）カテーテルを腹腔内に挿入する手術です。手術の方法には、標準的な外科的留置術と、段階的腹膜透析導入法（stepwise initiation using Moncrief and Popovich technique；SMAP）があります。

1. 外科的留置術
外科的留置術は通常、全身麻酔下で行います。

2. SMAP法
SMAP法は、カテーテル留置時に出口部を作製せず、導入が必要となる時期までカテーテルを皮下に埋没させておきます。そして、導入時期が来たときに出口部を作製します。表1のような利点が挙げられます。

表1 ● SMAP法の利点

- 計画的導入が可能
- 入院期間の短縮や外来導入が可能となる
- 透析液の漏れ（リーク）の心配がなく、十分な量の透析量が導入早期から得られる
- PDが迅速に導入できる
- 精神的に安定した状況で治療法を選択できる
- カテーテル感染が少ない

表2 ● 術前検査項目

- 血液型、感染症、出血・凝固時間など
- 胸腹部エックス線、腹部コンピュータ断層撮影（computed tomography；CT）
- 心電図、呼吸機能検査
- 鼻腔培養（術前に常在菌の有無と種類を同定しておくことが、出口部感染や腹膜炎予防のために必要）

❷ PDカテーテル留置術前のケア

　PDカテーテル留置術前には、術前オリエンテーション、術前検査、PDシステムの選択、PDカテーテル出口部位置の検討を行います。

1. 術前検査
　表2のような検査を実施します。

2. PDシステムの選択
　当院では4社のPDシステムを採用しています。各システムについて説明し、患者に実際に触れてもらって選択します。

> 看護師は、患者の年齢や身体機能（とくに視力や手指の運動能力）、生活環境、介護者の生活状況、患者が就労者の場合は会社でのバッグ交換場所確保の可否について情報を収集します。患者や家族の希望を考慮し、どのシステムが適しているかを検討して決定します。

3. PDカテーテル出口部位置の検討
　当院では、術前に看護師が患者と相談し、表3に沿って出

表3 ● 出口部の位置を選択する際に確認する内容

- 皮膚のたるみやしわの状態、肥満
- 手術の既往、創の瘢痕（ない部分に作製する）
- 深いしわや慢性の皮膚疾患がない
- ベルトなどで物理的に圧迫されない
- 失禁や身体的制約
- 生活習慣、職業など

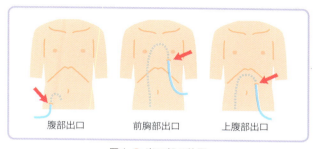

図1 ● 出口部の位置

口部の位置を検討しています（図1）。患者がふだんの衣服を着て座った状態でベルトラインを確認し、腹部の皮膚の状態をチェックします。しわが深いところや皮下脂肪によってくびれている部分は避け、患者本人が出口部の観察やケアを行いやすいところを探してマーキングします。この際、臥位と坐位、立位では皮膚のたるみやしわ、くびれは大きく変化するため注意しましょう。上腹部に出口部を作製する場合、女性ではベルトラインだけでなくブラジャーの位置も確認するとよいでしょう。オムツを使用している患者の場合は、下腹部に出口部を作製すると出口部がオムツの中に入り出口部感

染のリスクが高まるため、上腹部での出口部作製を検討します。

> **POINT!**
>
> 患者自身が出口部ケアをしやすい場所（見やすい、利き腕を使いやすい、力を入れやすく動かしやすいなど）を選ぶことが重要です。出口部の位置が患者にとって見にくい、またはケアしにくい場所にあると、出口部感染やトンネル感染にかかりやすくなります。

❸ PDカテーテル留置術周術期のケア

1. 手術前日
腹部体毛を処置し（剃毛が必要な場合は電気剃毛を行う）、入浴またはシャワー浴（清拭）を行います。眠前には下剤を服用してもらい、21時以降は絶食とします。

2. 手術当日
8時以降は絶飲食とし、麻酔科の指示による内服薬のみ服用してもらいます。グリセリン浣腸120mLを施行後、排便確認を行います。血管確保と前投薬の投与を行い、術後の深部静脈血栓症の予防のため、患者に弾性ストッキングを着用してもらいます。

3. 術　後
当院では、カテーテル挿入術はおもに全身麻酔下で実施しています。そのため術後のケアは、全身麻酔後の看護に準じています。

術直後は麻酔の覚醒状態の確認や、バイタルサインの測定、創部や出口部の観察（出血や液漏れの有無）、創痛の緩和、術

表4 ● 早期の術後合併症

- 出 血
- 液漏れ（透析液リーク）
- 胸水貯留
- 注排液不良
- 手術による腹腔内臓器損傷
- 腹痛（注排液による痛み）

後合併症（表4）の早期発見に努めます。そして、患者の状態が落ち着いたら、コンディショニングを開始します。コンディショニングは、①注排液を確認する、②腹腔内圧の上昇に伴う不快感や疼痛に慣れてもらう、③液漏れやヘルニアなどの合併症を防ぐ、という目的で行われます。

　PDは、術当日より少量の透析液で腹腔洗浄を開始することからはじめ、徐々に増量し、1～2週間かけて患者に合わせたPDを開始します。

POINT!

術後の観察では、注排液の時間と量、腹痛と腹部違和感（排液時に肛門のあたりがムズムズする場合、カテーテルがダグラス窩にある）、排液の性状、出口部の状態、液漏れや創部痛の有無、バイタルサイン、腸管運動の観察（排便の有無）、食事摂取状況、呼吸困難・咳嗽・肩痛・背部痛・胸部痛の有無などを確認しましょう。

❹ バッグ交換

　バッグ交換とは、腹腔内に挿入したカテーテルを通して一

定時間貯留した透析液（1.5〜2L）を交換する操作のことです。排液した透析液の中には体内から除去された老廃物や水分が含まれます。排液に20分、注液に10分程度かかり、この操作を1日3〜5回行います。

　バッグ交換は、患者が自分の生活に合わせて行うことができます（起床時や昼食前、夕食前、就寝前など）。患者は在宅へ移行後、バッグ交換を自分自身で行わなければなりません。看護師は患者の能力に合わせてくり返し指導を行い、患者がバッグ交換手技を習得できるように援助しましょう。

1. 環境整備・手洗い

　バッグ交換を行う部屋は、人の出入りが少なく、幼児やペットのいない、掃除の行き届いた清潔な部屋がよいでしょう。窓やドアを閉め、冷暖房は一時的に止めておきます。手元や排液の性状がはっきりと見える明るい部屋で、清潔で十分な広さのテーブルを用意し実施します。手洗いは、薬用液体石けんを用い、水道の流水で十分に泡をすすぎ、清潔なタオルあるいはペーパータオルでよく拭き取ります。その後、マスクを着用します。流水での手洗いが困難な場合は、速乾性アルコール製剤や除菌用ウエットティッシュによる手指消毒を行います。

2. 必要物品の準備

　人肌程度に温めた透析液バッグ（ツインバッグ）、バッグ交換キット、スタンド、はかり、時計、記録用紙、筆記用具、加温器、保温カバーなどを準備します。

3. バッグ交換

1）透析液バッグの準備

　透析液の濃度・容量・使用期限をチェックし、バッグにピ

ンホールがないか、チューブに亀裂が入っていないかを確認します。注液クランプと排液クランプを閉じます。

2）接続操作

接続チューブと透析液バッグを接続します。

3）排液操作

排液バッグを腹腔より下に置き、落差を利用して排液します。排液には約20分かかります。排液の終了を確認したら、クランプを閉じます。

4）プライミング

透析液バッグのチューブを透析液で満たし、空気を抜く操作です。透析液バッグをスタンドに掛け、排液側と注液側のクランプを開けます。ゆっくり5秒数えてクランプを閉じます。

5）注液操作

落差を利用して注液します。約10分かかります。高いところに透析液バッグを掛けると短時間で終了しますが、患者によっては苦痛を訴えることがあります。その場合はスタンドを低くして、ゆっくり注液しましょう。

6）切り離し操作

接続チューブと透析液バッグを外し、新しいキャップを装着します。

7）観察・記録

排液（量、色、混濁やフィブリンの有無）を確認し、ノートに記録します。

慣れてくると、バッグ交換手技が自己流になったり、手洗いやマスクの着用がおろそかになったりすることがありま

す。感染予防のために、ときどき患者のバッグ交換手技を確認することが大切です。

❺ 出口部ケア

カテーテルは体にとって異物であるため、カテーテルと皮膚が完全に接着することはありません。そのため、出口部はつねに感染を起こしやすい状態にあり、皮膚を清潔に保ち感染を予防することが重要です。

1. 出口部の観察

出口部と皮下トンネル部の皮膚の発赤や腫脹、疼痛、排膿、カテーテル周囲の硬結の有無を観察します。また、カテーテルを軽く持ち上げてサイナス部(カテーテルの裏側)の観察を行います。患者自身が出口部の観察を行うときは、鏡を用いて観察するよう指導します。

2. 消　毒

滅菌ガーゼ、消毒薬(クロルヘキシジングルコン酸塩〈スワブスティックヘキシジン〉)、カテーテル固定テープを準備します。消毒時は、出口部周囲を中心から外側へ向かって円を描くように消毒します。その後、カテーテルを出口部から外側へ向かって消毒します(図2)。消毒が終わったら、出口部をガーゼで保護し、テープで固定します(写真)。

テープや消毒薬による皮膚トラブルが起こることがあるため、消毒前に洗浄や微温湯などで濡らしたガーゼで清拭を行います。導入間もないころは、カテーテルのピストン運

動による機械刺激により肉芽を形成することがあるため、体動時に引っ張られないよう、しっかりとカテーテルを固定します。

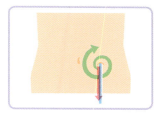

図2 ● 出口部消毒

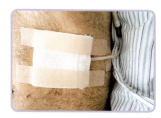

写真 ● 出口部固定

3. シャワー浴・入浴

当院では、以下の方法でシャワー浴または入浴を行っています。

1) クローズドシャワー浴（術後4日目から）

①ポリウレタンフィルムドレッシング剤（サージット®）を出口部に貼付し、接続チューブの先端をビニール袋の中に入れてシャワー浴をします（図3）。

②シャワー浴後、出口部を

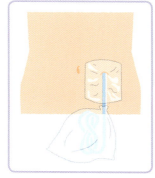

図3 ● クローズドシャワー浴

消毒します。
2）オープンシャワー浴＋クローズド入浴（術後7日目から）
①サージット®をカテーテル出口部に貼付し、接続チューブの先端をビニール袋の中に入れて入浴します。
②湯船から上がった後、出口部に貼付しているサージット®を剥がして出口部をオープンにします。
③シャワーで十分に洗い流します。

3）オープン入浴（術後3ヵ月〜半年後）
　術後3ヵ月〜半年ごろより、良好な出口部が形成されていればオープン入浴が可能です。医師の許可が出てから開始します。なお、オープン入浴は出口部を保護せずに入浴するため、毎日浴槽をきれいに洗浄し、患者には一番風呂に入ってもらうことが推奨されます。
①接続チューブの先端をビニール袋の中に入れて入浴します。
②湯船から上がったら、弱酸性の液体石けんを泡立てて、出口部周囲をやさしく洗います。
③石けんのぬめりがなくなるまでシャワーで十分に洗い流します。
④バスタオルで水気を拭き取ります。

POINT!
- 皮膚や出口部の状態によってケアの方法は変わります。患者に合った方法を選択することが重要です。
- 当院では、以前は入浴時に入浴パックを使用していましたが、入浴パックによる皮膚トラブルや色素沈着が多くみられたため、現在は使用を中止しました。オープン入浴を推奨していますが、オープン入浴に不安を訴える患

者に対してはクローズド入浴を継続してもよいと指導しています。

表5 ● PD外来の流れ

①PD記録ノートから情報を収集する
②患者への問診、観察を行う
③検査（血液検査、エックス線検査〈2ヵ月ごと〉、体組成分析など）
④出口部の観察を行う
⑤チューブ交換（半年ごと）を行う
⑥問題点について患者に指導し、場合によっては管理栄養士や医療ソーシャルワーカーにも介入してもらう

❻ PD外来でのケア

1. 基本的な流れと外来での確認内容

PD外来の流れを表5に示します。患者が持参したPD記録ノートから自宅での除水量や血圧、体重などについて情報収集を行います。体重や浮腫の有無、血圧を確認し、体調や体重の変化、食欲や睡眠などの状況を問診し、自宅でのPDが問題なく行われているかどうかを聞き取ります。医師による診察の前に出口部の観察を行います。当院では、Schaeferらの評価スコア（表6）[1, 2]を使用して出口部の評価を行っています。感染の疑いがある場合は、医師が診察し培養検査に検体を提出します。出口部にトラブルがある場合は、消毒方法の見直しや固定方法の検討、入浴方法などのスキンケアについての指導を行います。

介助が必要な高齢PD患者では、介助者のケアも必要です。

表6 ● Schaeferらの評価スコア（文献1、2より作成）

	0点	1点	2点
腫　脹	なし	出口部のみ（< 0.5cm）	> 0.5cm あるいはトンネル部を含む
痂　皮	なし	< 0.5cm	> 0.5cm
発　赤	なし	< 0.5cm	> 0.5cm
疼　痛	なし	軽　度	重　度
滲出液	なし	漿液性	膿　性

※合計4点以上で感染とみなす。
※膿性滲出液があればこれのみで感染とする。
※4点未満の場合は感染の疑いとする。

医療ソーシャルワーカーとともに在宅生活で困っていることや介護負担などの聞き取りを行います。必要時は社会資源の導入やケアマネジャーと連携した介護サービスの調整を行います。

2. 退院後の初回受診時

　退院後は生活や環境、気持ちが大きく変化します。当院では、退院後の初回外来を2週間後に設定しています。入院中に提案したバッグ交換の時間や透析液量が退院後の生活スタイルに合っているかどうかくわしく問診します。そして、不都合がある場合は、交換時間の変更や透析液量の調節を適宜行います。出口部と周囲の皮膚の状態を観察し、入院中に指導されたケア方法でトラブルが起きていないかどうか確認します。

　また、バッグ交換の時間に追われてストレスを感じ、高齢者では自宅に引きこもりがちになることも多いです。患者の

話をよく聞き、的確なアドバイスや提案を行い、その人らしい透析生活がスタートできるようサポートしていく必要があります。

| 引用・参考文献 |

1) Schaefer, F. et al. Intermittent versus continuous intraperitoneal glycopeptide/ceftazidime treatment in children with peritoneal dialysis-associated peritonitis The Mid-European Pediatric Peritoneal Dialysis Study Group (MEPPS). J. Am. Soc. Nephrol. 10 (1), 1999, 136-45.
2) Szeto, CC. et al. ISPD Catheter-Related Infection Recommendations : 2017 Update. Perit. Dial. Int. 37 (2), 2017, 141-54.
3) 高橋弥生. "腹膜透析のケアの実際". 透析看護の知識と実際. 政金生人編. 大阪, メディカ出版, 2010, 35-45, (臨床ナースのためのBasic & Standard).
4) 堂面裕子. "看護師による管理". 患者さんの悩みに答える新しいCAPDケアマニュアル. 改訂2版. 川西秀樹編. 大阪, メディカ出版, 2008, 115-6.
5) 丹野直道. "腹膜透析用カテーテル挿入術". 腹膜透析療法マニュアル. 細谷龍男監修. 東京, 東京医学社, 2011, 42-4.

MEMO

3 腹膜透析中の症状・トラブル対応

清永会矢吹病院看護部看護主任 高橋弥生 たかはし・やよい

❶ 排液不良

1. 症　状

排液が通常より少なくなる、またはまったく出なくなります。また、排液時間が通常より長くなります。

2. 原因と対処

1) 体外でのカテーテルの問題

クランプの開け忘れやカテーテルの屈曲・閉塞などが考えられます。対処として、単純ミスの場合が多く、自動腹膜透析（automated peritoneal dialysis；APD）の場合は体動で腹膜透析（peritoneal dialysis；PD）カテーテルが折れる場合があるため、折れ曲がり防止器具を利用します。

2) 操作ミス

前回の透析で注液を忘れた、操作ミスですべて排液バッグに注液してしまった、などが原因として考えられます。患者は、腹腔内に透析液が入っていないのに「排液できない」と訴えることがあります。

単純ミスの場合が多いため、患者が自信をなくさないように配慮してバッグ交換手技の再指導を行います。

3) PDカテーテルの位置異常

腸管や大網の動きとともにPDカテーテルが移動し、先端がダグラス窩から外れることがあります。

対処として、腹部エックス線でPDカテーテルの位置を確

認し、PDカテーテル先端が下になるような体位で排液します。排液不良による透析不足や体重増加がなければ、経過観察をします。それでも改善がみられない場合は、透視下でPDカテーテルの整復を行います。当院では、透析液を注液した状態で医師が注射器を用いて生理食塩液の急速注入を行うことが多いです。αリプレイサーというガイドワイヤーをPDカテーテルに挿入し、整復術を行うこともあります。整復が困難な場合やくり返し位置異常が起こる場合は、腹腔鏡を使った整復やPDカテーテルの入れ替え術を検討します。

4）PDカテーテルの閉塞

凝血塊やフィブリン、大網などがPDカテーテルの側孔や先端に詰まり、PDカテーテルが閉塞することがあります。対処として、カテーテル造影で閉塞を確認し、透析液バッグや注射器で加圧します。そして、ヘパリンを透析液に注入します。改善がみられない場合は、PDカテーテルの入れ替え術が必要となります。

5）腸管によるPDカテーテルの圧迫

腹腔内臓器によってPDカテーテルが圧迫されることで排液不良となります。便秘によることが多いです。対処として、下剤や浣腸による排便コントロールを行います。

6）限外濾過不良

これまでに述べた原因がない場合は、限外濾過不良を疑います。腹膜平衡試験（peritoneal equilibration test；PET）の結果をみて透析処方の変更を検討します。

排液不良の原因を特定するために、患者から注排液につい

てくわしい情報を聞き取ることが重要です。いつから起こっているのか、排液は混濁していないかなどの情報から原因を特定し、治療を行います。排液不良は患者を不安にさせます。緊急性があるのか、様子観察でよいのか、原因や治療を含めて患者へ説明し、不安の軽減を図りましょう。

表1 ● 接続チューブ先端の汚染の原因

- 体動によりチューブが引っ張られて接続が外れる
- 接続や切り離し操作のミス
- 接続デバイスの故障

❷ 接続チューブ先端の汚染

表1のような原因が挙げられます。以下の流れで対処します。
① すぐにクランプを閉じます。
② PDカテーテルにカテーテルクランプを装着、または二つに折り曲げて、輪ゴムで縛ります。
③ 接続チューブの先端を滅菌ガーゼで包みます。
④ 腹膜炎の危険があるため、すぐに病院に連絡し受診してもらいます。
⑤ 病院で接続チューブの交換を行います。この際、予防的に抗生物質を投与する場合もあります。
⑥ 器械トラブルの場合は器械を交換し、メーカーへ連絡して原因を追究します。

❸ 接続チューブ・PDカテーテルの亀裂

表2のような原因が考えられ、症状としては液漏れが起こります。以下の流れで対処します。

表2 ● 接続チューブ・PDカテーテルの亀裂の原因

- 固定用テープを切るときにはさみなどで傷つける
- 同じ位置での屈曲をくり返す
- 接続デバイスの故障

①すぐにクランプを閉じます。
②亀裂の位置より腹部側にカテーテルクランプを装着、または二つに折り曲げて、輪ゴムで縛ります。長さに余裕があれば、接続チューブを結びます。
③腹膜炎の危険があるため、すぐに病院に連絡し受診してもらいます。
④病院で接続チューブの交換を行います。亀裂の位置によってはチタニウムアダプターを交換します。場合によっては、PDカテーテル入れ替え術を行う必要があります。この際、予防的に抗生物質を投与する場合もあります。
⑤器械トラブルの場合は器械を交換し、メーカーへ連絡して原因を追究します。

POINT!

なぜトラブルが起きたのかを検証し、同じトラブルが起きないようにするにはどうしたらよいか、患者が考えられるように指導することが大切です。

引用・参考文献

1) 伊東稔."注排液不良". 透析看護の知識と実際. 政金生人編. 大阪, メディカ出版, 2010, 100-2,(臨床ナースのためのBasic & Standard).
2) 高橋弥生."トラブル時の対応". 前掲書1), 44-5.
3) 田畑勉監修."CAPDのトラブル". 透析Nursing Note:透析看護手帳. 大阪, メディカ出版, 2006, 42-4.

MEMO

第**4**章

腎移植

① 腎移植とは

山形大学医学部腎泌尿器外科学講座助教 **西田隼人** にしだ・はやと

　腎移植とは、ほかの人から提供してもらった腎臓を手術で体内に移植することにより、慢性腎不全になった人が腎臓のはたらきを取り戻すことのできる唯一の治療方法です。腎移植を受ける患者のことを「レシピエント」と呼びます。

　腎移植は、腎臓を提供してくれる人（ドナー）によって、生体腎移植と献腎移植とに分けられます（表）。免疫抑制薬と感染症などの合併症対策の進歩により、その適応は広がっています。最近は、透析を経ずに腎移植を行う「先行的腎移植」がすすめられています[1]。

表 ● 生体腎移植と献腎移植

	生体腎移植	献腎移植
年間件数	1,500～1,600例	150～200例
血液型	血液型不適合でも可能	血液型適合
日本臓器移植ネットワークへの登録	不要	必要
提供者（ドナー）	原則として親族	脳死もしくは心臓死になった提供希望者
生存率	良好	生体より劣る
生着率	良好	生体より劣る
待機期間	ドナーがいれば不要	長期になる

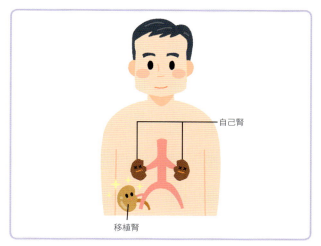

図1 ● 腎移植部位

　腎移植では、自分自身の腎臓は通常そのままにして、提供してもらった腎臓を左右どちらかの下腹部に移植するのが一般的です（図1）。腎移植は保険診療で行うことが可能であり、また透析と同様に医療控除を受けられるため、自己負担額も透析とほとんど変わりません。

❶ 生体腎移植

　健康で腎臓が正常な人からの提供で行う移植を「生体腎移植」と呼びます。わが国では生体腎移植のドナーは、原則として親族に限られています（図2）[2]。免疫抑制薬の進歩により、組織の型であるヒト白血球抗原（human leukocyte antigen；HLA）が大きく異なっていても、血液型が異なっ

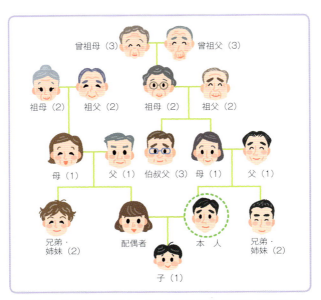

図2 ● 生体腎移植ドナーになりえる親族（文献2より改変）
括弧内は各親等を表す数字。親族とは6親等以内の血族と3親等以内の姻族を指す。

ていても、生体腎移植を行うことができ、最近は夫婦のような血縁関係のない間柄での腎移植でも良好な成績が得られています。生体腎移植ドナーの手術は内視鏡下に行われるのが一般的となっており、小さな傷で済みます（図3）。

❷ 献腎移植

何らかの原因で亡くなった人から腎臓を提供してもらって行う移植を「献腎移植」と呼びます。通常、亡くなった人か

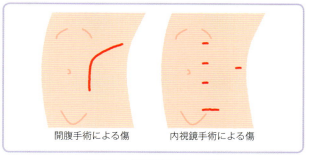

図3 ● 生体腎移植ドナーの傷

ら提供された二つの腎臓を一つずつ、2人の人に移植します。献腎移植において、死後に臓器を提供するドナーと腎移植を希望するレシピエントとの橋渡しは、日本臓器移植ネットワークが行います。レシピエントは、ABO血液型がドナーと一致ないしは適合すること、リンパ球交差試験が陰性であること、年1回の移植登録が更新されていることなどを前提条件とし、搬送時間やHLAの適合度、待機日数、未成年者をおのおの点数化し、合計点数の高い人から順に候補者として選定されます。

❸ 先行的腎移植

必ずしも腎移植を受ける前に透析を受ける必要はなく、透析を経ずに腎移植を受ける先行的腎移植が近年盛んに行われています。先行的腎移植では、シャント作製術や腹膜透析カテーテル留置術を避けられるだけでなく、腎移植前の透析期間が短ければ短いほど生存率や移植腎が機能する期間である生着率を含めた長期成績が改善すると報告されています[3,4]。

> 先行的腎移植の機会を逃さないためにも、慢性腎臓病（chronic kidney disease；CKD）症例に対して、CKDステージG4（糸球体濾過量〈glomerular filtration rate；GFR〉15〜30mL/min/1.73m^2）に至った時点で、透析と腎移植に関する公平かつ適切な情報の提供を患者本人および家族に行うことが推奨されています[5]。

引用・参考文献

1) 日本腎臓学会編. エビデンスに基づくCKD診療ガイドライン2018. 東京, 東京医学社, 2018, 160p.
2) 日本移植学会. "生体ドナーはどのような人がなることができますか？". 日本移植学会ホームページ, (http://www.asas.or.jp/jst/general/introduction/qa8.html).
3) Mange, KC. et al. Effect of the use or nonuse of long-term dialysis on the subsequent survival of renal transplants from living donors. N. Engl. J. Med. 344(10), 2001, 726-31.
4) Goto, N. et al. Association of Dialysis Duration with Outcomes after Transplantation in a Japanese Cohort. Clin. J. Am. Soc. Nephrol. 11(3), 2016, 497-504.
5) 日本腎臓学会. 腎障害進展予防と腎代替療法へのスムーズな移行：CKDステージＧ３ｂ〜５診療ガイドライン2017(2015追補版). 日本腎臓学会誌. 59(8), 2017, 1093-216.

2 腎移植の適応・必要な手続き

山形大学医学部腎泌尿器外科学講座助教 **西田隼人** にしだ・はやと

❶ ドナー・レシピエントの条件

1. ドナーの条件

　ドナーの条件については、腎臓を提供した後にも健康を維持してもらう必要のある生体腎移植と、亡くなった後に腎臓を提供してもらうため提供後の健康については配慮する必要がない献腎移植とでは、適応における厳格さが異なります。献腎移植ドナーの条件としては、全身性の活動性感染症がないこと、HIV抗体・HTLV-1抗体、HBs抗原などが陰性であること、クロイツフェルト・ヤコブ病およびその疑いがないこと、原発性脳腫瘍および治癒したと考えられるものを除き悪性腫瘍を有していないことが挙げられます。生体腎移植ドナーの適応については、『生体腎移植のドナーガイドライン』[1]で定められています。そこでは、献腎移植ドナーの適応条件に加えて、20歳以上であること、血圧がコントロールされていること、肥満でないこと、腎機能が十分に保たれており尿蛋白を認めないこと、治療を必要とする腎疾患を有していないこと、血糖が良好にコントロールされていることが条件とされています。

2. レシピエントの条件

　レシピエントの条件としては、末期腎不全患者であること、全身感染症がないこと、活動性肝炎がないこと、悪性腫瘍がないことが『生体腎移植ガイドライン』[2]で定められています。

そのほかに、心臓や肺をはじめとした全身状態が保たれており、安全に腎移植を行うための全身麻酔に耐えられることも、条件に挙げられます。これらは、献腎移植でも同様です。腎移植の進歩により、以前は腎移植をすすめにくかった糖尿病患者や狭心症などに代表される心臓病を有する患者にも、現在は積極的に腎移植が行われています。

❷ 腎移植登録に必要な手続き・検査・費用

　献腎移植を受けるためには、日本臓器移植ネットワークに登録する必要があります。献腎移植を実施することができる医療機関は定められており、日本臓器移植ネットワークのホームページ[3]で確認することができます。これらの医療機関のなかから移植を希望する施設を選び、かかりつけ医に紹介状を記載してもらったうえで受診します。移植施設で、献腎移植を受けることができるかどうかを判断するために必要な検査を受け、移植に必要な採血を受けます。献腎移植の登録が可能と判断された場合、移植施設から日本臓器移植ネットワークへの登録が行われます。登録後、年1回は移植希望施設を受診することが登録の更新に必要です。

　献腎移植の登録には、移植施設での診察料とは別に、登録料として30,000円と、年1回の更新料として5,000円がかかります。住民税の非課税世帯では免除申請をすることが可能であり、日本臓器移植ネットワークのホームページから確認することができます。

　生体腎移植では、日本臓器移植ネットワークへの登録は必要ありません。紹介状を持参したうえで移植実施施設を受診し、移植が可能かどうかを判断するのに必要な検査を受け、腎移

植の適応があるかどうかを施設ごとに判断します。

❸ 平均待機年数

　わが国における臓器提供数は諸外国に比べ圧倒的に少なく、2019年4月現在、腎移植希望登録者数12,234人に対して、年間わずか200人弱しか献腎移植を受けることができず、平均待機期間は約14年8ヵ月と長期化しています[4]。

| 引用・参考文献 |

1）日本移植学会．生体腎移植のドナーガイドライン．(https://www.jscrt.jp/wp-content/themes/jscrt/pdf/guideline/guideline3.pdf).
2）日本移植学会．生体腎移植ガイドライン．(http://www.asas.or.jp/jst/pdf/guideline_002jinishoku..pdf).
3）日本臓器移植ネットワークホームページ．(http://www.jotnw.or.jp/).
4）日本臓器移植ネットワーク．"移植者の現状"．NEWS LETTER. 22, 2018，6，(http://www.jotnw.or.jp/file_lib/pc/news_pdf/NL22.pdf).

MEMO

3 腎移植後の管理

山形大学医学部腎泌尿器外科学講座助教 西田隼人 にしだ・はやと

❶ 免疫抑制薬と感染予防

　腎移植を受けた後は、拒絶反応を予防するために免疫抑制薬を内服する必要があります。これは一定の期間内服を続ければよいというものではなく、移植した腎臓が機能している限り内服し続ける必要があり、自己中断した途端に拒絶反応が起こります。

　内服する免疫抑制薬にはいくつかの種類があります（表）。近年は3種類の免疫抑制薬を併用するのが主流となっています。使用する免疫抑制薬にはおのおのメリットとデメリットがあり、患者の容態や施設ごとに併用する免疫抑制薬は異なります。免疫抑制薬の投与量は、血液中の薬剤の濃度や副作用の出方などを参考にしながらきめ細やかに調整する必要があり、患者はかかりつけ医の指示に従って内服する必要があります。

　免疫抑制薬を内服し続けるため、腎移植を受けた患者は感染症にかかりやすくなります。通常の手洗いやうがい、マスク着用や、人混みを避けるといった一般的な感染予防以外にも注意する事項があります。

1. 感染予防薬の内服

　感染予防を目的として薬をしっかりと内服することです。腎移植後3ヵ月から半年以内はとくに感染症にかかりやすい時期にあたり、感染症を予防するための薬が必要になります。

表 ● 免疫抑制薬とその代表的な副作用

種　類	薬剤名	代表的な副作用
ステロイド	プレドニゾロン メチルプレドニゾロン	糖尿病、白内障、 緑内障、消化管潰瘍、 骨粗鬆症、肥満など
カルシニューリン 阻害薬	タクロリムス水和物 シクロスポリン	腎障害、糖尿病、 脂質異常症、 手の震えなど
代謝拮抗薬	ミコフェノール酸 モフェチル ミゾリビン アザチオプリン	貧血、白血球減少、 消化器症状、 高尿酸血症など
mTOR阻害薬	エベロリムス	糖尿病、脂質異常症、 口内炎、腎障害、 白血球減少、 創傷治癒不良など

2. 予防接種

　予防接種には生ワクチンと不活化ワクチンの2種類があります。生ワクチンは、移植後に接種すると免疫抑制薬の影響で発症してしまう危険があるため、もともと抗体を有していないなど必要な際には移植を受ける前に予防接種しておく必要があります。一方、インフルエンザワクチンのような不活化ワクチンは、免疫抑制薬を内服していても発症する危険はなく、移植前だけではなく移植後にも接種を受けることがすすめられています。

3. 検　査

　移植後は、感染症にかかっても早期に発見できるよう感染

症に対する検査をくり返し行います。検査の結果、感染症にかかっていることが判明した際は、かかりつけ医の指示に従って適切な治療を受けるよう、あらかじめ伝えておきましょう。

❷ 定期受診と検査

腎移植を受けた後には、定期的に外来を受診する必要があります。感染症や拒絶反応の兆候がないかどうかや、生活習慣病のもととなる肥満や高血圧がすすんでいないかなど、全身の状態を確認するとともに、血液検査や尿検査を行い、腎臓の機能が保たれているか、拒絶反応が起きていないか、感染症にかかっていないか、免疫抑制薬の血中濃度に問題がないかなどを調べます。移植後早期には拒絶反応や感染症が起きやすいため、頻回に外来へ通院する必要があります。時間の経過とともに状態は安定してくるため、移植を受けて1年も経つころには月1回程度の受診で済むようになります。

❸ 生活習慣病の予防

腎移植後も血圧が高い人は多く、また免疫抑制薬の影響で糖尿病や脂質異常症にもなりやすくなります。味覚が改善することで食事がおいしくなったり、免疫抑制薬の影響で太りやすくもなったりします。血圧の高い人では食塩を制限することが必要ですし、血糖が高い人や太ってきた人はエネルギー摂取量を減らす必要があります。また、運動が腎臓に対してもよい影響を及ぼすことがあきらかにされつつあり、生活習慣病を予防するために積極的に取り組むことが望まれます。

第 5 章

食事管理

① 食塩・水分

清永会矢吹病院健康栄養科 **鈴木恵梨子** すずき・えりこ

❶ 食塩・水分が体に溜まるメカニズム

　成人の体水分量は約60％で、そのうち細胞外液は約20％、血液は約5％です。ナトリウムはおもに細胞外液に存在し、血清ナトリウム濃度は140mEq/L前後に調整されています。これは食塩に換算すると、水分1L当たり8gの食塩に相当します。つまり、食塩を8g摂取すると水分1Lの摂取（無尿の患者では体重1kg増加）につながります。

　ヒトは発汗や食塩摂取により血清ナトリウム濃度が上昇すると、口渇中枢が刺激されて口渇が起こり、飲水します（図1）。そのため、食塩・水分管理では口渇の原因となる食塩の管理がもっとも重要で、食塩管理を適切に行ったうえで、口渇に応じて飲水することがポイントになります。

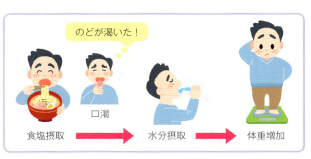

図1 ● 食塩と水分の関係

表 ● **透析患者における食塩・水分の摂取基準**（文献1より改変）

	食塩（g/day）	水　分
血液透析（週3回）	6未満※	できるだけ少なく
腹膜透析	PD除水量(L)×7.5 ＋尿量(L)×5	PD除水量＋尿量

※尿量、身体活動度、体格、栄養状態、透析間体重増加を考慮して適宜調整する。

❷ 透析患者の食塩・水分摂取基準

透析患者における食塩・水分の摂取基準は表[1]のとおりです。

❸ 食塩を多く含む食品

食塩はおもに調味料と加工品から摂取しています。そのため、調味料や加工品の食塩含有量を知り、量や頻度を調整することが大切です（図2、3）。

❹ 食事管理の工夫

食塩摂取量は、以下の工夫により調整することができます。
・食塩量の少ない調味料（マヨネーズやケチャップなど）を活用する。
・減塩調味料や減塩食品（減塩しょうゆ、減塩みそ、無塩だしパック、食塩無添加顆粒だしなど）を上手に使う。
・減塩に効果的な食材を利用する。
　・だしのうま味（かつお節、こんぶ、干ししいたけなど）
　・香辛料（こしょう、とうがらし、わさび、からし、カレー

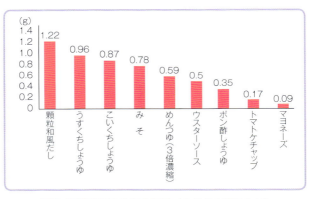

図2 ● 調味料の食塩含有量（小さじ1杯当たり）

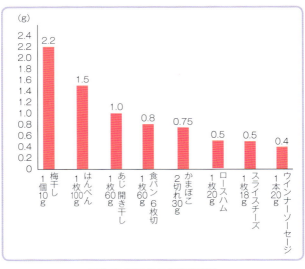

図3 ● 加工品の食塩含有量

粉など）
　　- 香味野菜（しそ、みょうが、しょうがなど）
　　- 酸味（酢、レモン、ゆずなど）
　　- 油（ごま油、オリーブ油など）
・旬の食材の味わいを活かす。
・しょうゆやソースはかけるのではなく、つける。
・みそ汁、漬物、煮物、麺類など、食塩を多く含む料理を食べすぎない。
・揚げ物や焼き物など、香ばしさを活かした料理を活用する。
・加工品の量と頻度を調整する。
・大皿盛りの料理の場合は、食べる分を先に取り分けておくか、個別盛りにする。
・調味料を計量する（とくに味覚障害が疑われる場合）。
・味見の回数や量に注意する。
・栄養成分表示を確認する。栄養成分表示がナトリウム表示のみの場合は、以下の式から食塩相当量を算出する。
　ナトリウム（mg）× 2.54 ÷ 1,000 ＝食塩（g）

　　　　　　　　　　| 引用・参考文献 |
1）日本腎臓学会編. 慢性腎臓病に対する食事療法基準. 2014年版. 東京, 東京医学社, 2014, 48p.

2 カリウム

清永会矢吹病院健康栄養科 土屋麻衣子 つちや・まいこ

❶ カリウムの体内でのはたらき

ミネラルの一種であるカリウムは、細胞内液の主要な陽イオンであり、体液の浸透圧の維持や、酸塩基平衡や血圧の調節、神経や筋肉の興奮伝導(膜電位の発生)など、生命維持に重要なはたらきをしています[1]。

通常、体内の過剰なカリウムは、腎臓のはたらきにより尿中へ排泄されます。しかし、腎機能が低下した透析患者では、尿から排泄されるカリウム量が少なく、高カリウム血症になりやすいため、食事での調整が必要です。

❷ 高カリウム血症と低カリウム血症

透析患者の高カリウム血症は、食事による過剰摂取のほか、降圧薬や便秘でも起こります。血液検査でカリウム値が6.0mEq/L以上となり高カリウム血症になると、しびれや不整脈などの症状が現れる可能性があります。重症になると、心停止に至る恐れもあります。

一方、食事量が不十分な人や、下痢や嘔吐などの症状がある人は、低カリウム血症となり、脱力感や不整脈などの症状が現れることがあります[2~4]。

❸ 透析患者のカリウム摂取基準[5]

血液透析患者のカリウム摂取基準は2,000mg/day以下で

す。腹膜透析の場合は、カリウムが透析液へ持続的に除去されるため、通常は制限がありません。ただし、高カリウム血症を認める場合は、血液透析と同様にカリウムの摂取を制限する必要があります。

❹ カリウムを多く含む食品

おもな食品・飲料のカリウム含有量を表1、2[6]に示します。カリウムを多く含む食品や飲料は、量の調整が必要ですが、食べてはいけないものではありません。まずは食品に含まれるカリウム量を知り、カリウムを減らす調理法を取り入れたり、食べる量を調整したりするよう指導しましょう。

❺ 食事管理の工夫

1. 調理方法

カリウムは水に溶けやすいため、食材を切ってから水にさらす、または茹でることで、カリウムが20％程度減少します[7]。なお、電子レンジを使った調理は、手軽に加熱できる一方、カリウムは減らないため注意が必要です。

2. 食べかた

一般的に、野菜類やいも類はカリウムが多いといわれますが、表1、2[6]のように、カリウム量は食品によって大きく異なります。したがって、カリウムの多い食品の一部を、カリウムの少ない食品に置き換えることも有効です。たとえば、ほうれんそうのみを使うところを、ほうれんそうを減らしてたまねぎやもやしを組み合わせるなどです。

また、食材には旬があり、患者の嗜好や職業、季節の贈答品などにより、一時的に多量摂取してしまう場合があります。

表1 ● おもな食品のカリウム含有量（常用量当たり）（文献6より作成）

食品		カリウム量（mg）
いも類	さといも生小1個50g	320
	じゃがいも生中2分の1個50g	205
野菜類	ほうれんそう生50g	345
	たまねぎ生50g	75
	もやし生50g	36
果物類	バナナ1本130g	468
	アボカド2分の1個50g	360
	メロン8分の1切100g	340
	干しがき1個30g	201
豆類	納豆1パック50g	330
卵類	卵1個50g	65
肉魚類	さけ生1切70g	245
	まさば生1切70g	231
	鶏肉もも皮つき1切70g	203

表2 ● おもな飲料のカリウム含有量（100g当たり）（文献6より作成）

飲料	カリウム量（mg）
玉露浸出液	340
トマトジュース	260
バレンシアオレンジ濃縮還元	190
コーヒー浸出液	65
せん茶浸出液	27

日ごろから患者の生活背景を知り、事前に旬の食材の調理法や目安量について情報を提供することも一つの方法です。

 なお、鍋料理では食材中のカリウムが汁の中に溶け出るため、なるべく汁を飲まず、雑炊にすることも控えるよう伝えましょう。同様に、果物の缶詰は、生の果物よりもカリウムが少ないですが、シロップにはカリウムが多く含まれるため飲まないよう指導します。

 カリウムは、栄養成分表示が義務化されておらず、すべての食品に含有量が表示されているわけではありません。しかし、調味料のなかには、食塩、つまり塩化ナトリウムの一部を塩化カリウムに置き換え、食塩を控えめにしている商品があります。さらに、その調味料を使用した加工食品も販売されているため、注意が必要です。

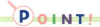

> 食品に含まれるカリウム量を知り、カリウムを減らす調理方法や食べかたを取り入れるよう伝えましょう。栄養成分表示を確認する習慣をつけてもらうことも重要です。

引用・参考文献

1）北島幸枝．カリウム．Nutrition Care．9（4），2016，334-5．
2）杉本俊郎．カリウムイオン．透析ケア．22（9），2016，836．
3）杉本俊郎．高カリウム血症．前掲書2），837．
4）高松直岐ほか．下痢・嘔吐に伴う電解質異常．前掲書2），844．
5）日本腎臓学会．慢性腎臓病に対する食事療法基準．2014年版．東京，東京医学社，2014，48p．
6）文部科学省科学技術・学術審議会資源調査分科会. 日本食品標準成分表2015年版（七訂）．2015，(http://www.mext.go.jp/a_menu/syokuhinseibun/1365297.htm)．

7）腎疾患重症化予防実践事業生活・食事指導マニュアル改訂委員会編. 慢性腎臓病生活・食事指導マニュアル：栄養指導実践編. 日本腎臓学会監修. 東京, 東京医学社, 2015, 80p.

MEMO

3 たんぱく質

清永会矢吹病院健康栄養科 酒井友哉 さかい・ゆうや

❶ たんぱく質の体内でのはたらき

　たんぱく質は細胞の基本的構成物質であり、筋肉や骨、皮膚、毛髪、結合組織などの構造や形態を形成しています[1]。人の体を構成する体たんぱく質は、つねに合成と分解をくり返して新しい組織に入れ替わります。また、たんぱく質は生体内での化学反応を円滑に行うための酵素や生体機能調整ホルモン、物質の輸送、生体防御反応などの生理的機能ももち合わせます。ほかにも、エネルギー源として利用されます。このようなさまざまな役割を円滑に行うためには、たんぱく質を適切に摂取する必要があります。

❷ 透析患者のたんぱく質摂取基準

　透析患者のたんぱく質摂取基準は0.9～1.2g/kg/day[2]です。日本人の食事摂取基準では、健常成人および高齢者におけるたんぱく質の推定平均必要量は0.72～0.85g/kg/day[3]とされており、透析患者のたんぱく質摂取量は健常者に比べて高めに設定されています。これは、透析患者は透析によるアミノ酸の喪失やアシドーシス、炎症の存在などから、体たんぱく質の異化による痩せや筋肉量の減少が生じやすいためです。これにたんぱく質の摂取不足が加わると、栄養障害を進行させ、生命予後に悪影響を及ぼします[4]。つまり、透析患者が元気に長生きするためには、十分な量のたんぱく質を

摂取する必要があります。

　一方で、たんぱく質摂取量はリンやカリウム、食塩の摂取量と比例します。そのため、たんぱく質の過剰摂取は、電解質異常や体液量過剰の原因になります。Shinabergerらは、透析患者のたんぱく質摂取量は、0.8g/kg/day以下の摂取不足、1.4g/kg/day以上の摂取過剰のどちらでも生命予後が不良であることを報告しています[5]。

❸ 良質なたんぱく質を多く含む食品

　たんぱく質を構成する20種類のアミノ酸のうち、9種類は必須アミノ酸といい、生体に必要な量を体内で合成することができないため、食事から摂取する必要があります。肉類や魚類、卵類などに含まれる動物性たんぱく質は、穀類やいも類などに含まれる植物性たんぱく質よりも必須アミノ酸に富むため[6]、良質なたんぱく質といわれています。良質なたんぱく質を多く含む食品は、リンを多く含む傾向にあるため、表を参考にリン／たんぱく質比の低い食品を優先して食事に取り入れるとよいでしょう。

❹ 食事管理の工夫

　透析患者では、たんぱく質摂取量の過不足における問題点を把握し、体重や骨格筋量などの体組成、血液生化学検査、透析間の体重増加量、たんぱく質摂取量の指標である標準化蛋白異化率（normalized protein catabolic rate；nPCR）などを定期的に確認し、透析内容などと合わせて判断する必要があります。たとえば、血中尿素窒素や血清リン濃度の低下、透析間体重増加量の減少、体重の減少などがあれば、たんぱ

表 ● おもな食品のリン／たんぱく質比

	5mg/g 未満	5mg/g 以上 10mg/g 未満	10mg/g 以上 15mg/g 未満	15mg/g 以上 25mg/g 未満	25mg/g 以上
穀類		白米 うどん 食パン		そば ライ麦パン	玄米
肉類	鶏ひき肉 鶏手羽	鶏もも肉 豚もも肉 牛もも肉	ウインナー ソーセージ	レバー ベーコン ロースハム	
魚介類		ぶり まぐろトロ たこ	まぐろ赤身 さば さけ さんま	ししゃも しらす干し いくら	金目鯛
卵・乳製品	卵白	クリームチーズ	全卵		牛乳 ヨーグルト プロセスチーズ
大豆製品			納豆 油揚げ 豆乳	豆腐 ひきわり納豆 おから	
菓子類		あんぱん クリームパン	せんべい どら焼き	プリン ショートケーキ	チョコレート

く質やエネルギーの摂取量の減少が疑われます。このままでは栄養障害が進行する可能性があるため、食事摂取量の確認と食欲低下の原因の検討を行います。

　透析患者における食欲不振の原因は、尿毒症や炎症、加齢、味覚障害など多岐にわたるため、個々の患者の原因に合わせ

た対応が必要です。たんぱく質の1日摂取目標量が60gの場合、1食で肉や魚を60〜70g程度摂取する必要があるため、写真やフードモデルを用いて具体的な量を聞き取り、食事量を調整しましょう。1回食事量が減少している高齢者では、肉まんや卵豆腐、カステラなどを間食として利用する、ごはんには卵や肉そぼろ、鮭フレークを使用する、炒飯や炊き込みごはんなどを取り入れるなど、食事内容の工夫でたんぱく質やエネルギーの摂取量を増やすことができます。また、近年はたんぱく質に富む栄養補助食品や一般食品も販売されているため、それらを使用するのもよいでしょう。なお、その際は医師や管理栄養士に相談するよう伝えましょう。

> たんぱく質の摂取が不足している場合、多くはエネルギー摂取量も不足しています。食事の全体量や主食量を聞き取り、十分なエネルギー摂取を指導しましょう。

引用・参考文献

1）林淳三監修．"たんぱく質の栄養"．基礎栄養学．第2版．東京，建帛社，2005，75-94，（Nブックス）．
2）日本透析医学会．慢性透析患者の食事療法基準．日本透析医学会雑誌．47(5)，2014，287-91．
3）菱田明ほか監修．日本人の食事摂取基準．2015年版．東京，第一出版，2014，495p．
4）Fouque, D. et al. A proposed nomenclature and diagnostic criteria for protein-energy wasting in acute and chronic kidney disease. Kidney Int. 73 (4), 2008, 391-8.
5）Shinaberger, CS. et al. Longitudinal associations between dietary protein intake and survival in hemodialysis patients. Am. J. Kidney Dis. 48 (1), 2006, 37-49.

6）文部科学省科学技術・学術審議会資源調査分科会. 日本食品標準成分表2015年版(七訂). 2015, (http://www.mext.go.jp/a_menu/syokuhinseibun/1365297.htm).

MEMO

4 リン

清永会矢吹病院健康栄養科科長 **中嶌美佳** なかじま・みか

❶ リンの体内でのはたらき

　成人の体内には最大850gのリンが存在し、その約85％が骨組織に、約14％が軟部組織や細胞膜に、1％が細胞外液（血液）に存在します。リンは、カルシウムとともにハイドロキシアパタイトとして骨格を形成するだけでなく、エネルギー代謝に関与し、核酸やリン脂質などの生体構成成分となる必須のミネラルです。

　血清リン濃度は、消化管からの吸収、骨や細胞内外の移行、腎臓での排泄や再吸収によってバランスがとられ、これらは、副甲状腺ホルモン（parathyroid hormone；PTH）、線維芽細胞増殖因子23（fibroblast growth factor 23；FGF23）、1,25-ジヒドロキシビタミンD（1,25〈OH〉$_2$D）などによって調節されています[1]。

❷ 透析患者のリン摂取基準

　透析患者では、リンの排泄は透析による除去に依存します。1回4時間、週3回の標準的な透析ではリンの除去量には限界があるため、患者は高リン血症になります（図）。高リン血症は自覚症状がなく、すぐに症状が出るわけでもありません。しかし、長期的には血管石灰化による動脈硬化や心不全、骨の脆弱化、関節炎、かゆみなどにより生命予後の悪化やQOLの低下を招く可能性があります。そのため透析患者では、リ

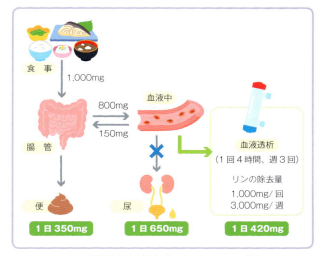

図 ● 維持血液透析患者におけるリンの出納

標準的な血液透析では、1日当たり230mgのリン沈着が起こる（650mg－420mg＝230mg）。

ンの摂取基準は血液透析、腹膜透析ともに以下のとおり定められています。

1日リン摂取量（mg）＝たんぱく質（g）×15以下[2]

❸ 高リン血症の原因

高リン血症の原因は食事だけではありません。食事以外でも透析不足やリン吸着薬不足、服薬タイミングのずれ、二次性副甲状腺機能亢進症など、さまざまな原因があります。患者個々に高リン血症の原因を評価して、原因に合わせた対応をすることが重要です。

❹ 食事管理の工夫

1. 2種類のリンを理解する

　リンは有機リンと無機リンの2種類に分かれますが、食品成分表をみてもその区別はつきません。有機リンはたんぱく質と結合しており、豆類などの植物性食品と肉類や魚介類、卵類、乳類などの動物性食品に分けられます。一方、無機リンは食品添加物に含まれます（表）。リンの腸管吸収率は、植物性食品では20〜40％、動物性食品では40〜60％ですが、無機リンは90％以上であるため[3]、できるだけ無機リンの摂取量を抑える必要があります。

2. 食品添加物の多い食品を控える

　無機リンは食品添加物に含まれますが、原材料名をみてもリン酸化合物が使用されているかどうかはわかりません（表）。また現状では、市販品の栄養成分表示にリンの表示義務がないため、正確なリン摂取量を把握することはできません。したがって、加工食品やインスタント食品など食品添加物の多い食品はできるだけ控えるよう指導します。

表 ● リン添加物を使用した食品例

食品例	使用されているリン添加物の例
肉・魚の加工品	リン酸塩、pH調整剤、結着剤
プロセスチーズ	乳化剤、pH調整剤、強化剤
インスタント食品	かんすい、乳化剤
清涼飲料水	酸味料
菓子・市販パン	乳化剤、膨張剤
シリアル類	乳化剤、強化剤

3. 調理方法を工夫する

　食品添加物のリンは、茹でこぼすことで多少減らすことができます。ラーメンをつくる際は、スープと麺を別々に調理し、麺の茹で汁をスープに使わないように伝えましょう。ウインナーソーセージも、焼くより切って茹でたほうがリンを減らすことができます[4]。

4. リン／たんぱく質比の低い食品を選ぶ

　血清リン濃度が高くならないように食事そのものを減らしたり、過度にたんぱく質を控えたりすると、低栄養やサルコペニアを惹起する可能性があります。必要な栄養を摂取したうえで血清リン濃度を適正に管理するためには、たんぱく質が多くてリンが少ない食品（リン／たんぱく質比が低い食品）を考慮します（137ページの表参照）。また、血清リン濃度は食事療法だけでなく、リン吸着薬や透析を組み合わせて多角的に管理し、食事を楽しむよう伝えましょう。

引用・参考文献

1) Taketani, Y. et al. Management of phosphorus load in CKD patients. Clin. Exp. Nephrol. 21 (Suppl, 1), 2017, S27-S36.
2) 日本腎臓学会編. 慢性腎臓病に対する食事療法基準. 2014年版. 東京, 東京医学社, 2014, 48p.
3) Kalantar-Zadeh, K. Patient education for phosphorus management in chronic kidney disease. Patient Prefer. Adherence. 3, 2013, 379-90.
4) 市川和子. "リンを上手に減らす3つのポイント". 透析と栄養を考える Digest Book. 大阪, バイエル薬品, 2016, 18-20.

5 エネルギー

清永会矢吹病院健康栄養科 **酒井友哉** さかい・ゆうや

❶ エネルギーの体内でのはたらき

生体は、食品から摂取したエネルギーを生命機能の維持や身体活動に利用します。食品からの摂取エネルギー量と基礎代謝や身体活動などで消費するエネルギー量との関係を「エネルギー収支バランス」といいます。エネルギー収支バランスがゼロの場合は体重が一定に保たれますが、エネルギー収支バランスが正の場合は体重が増加し（食べすぎや運動不足など）、負の場合は体重が減少します（食事摂取不足や炎症など）。

❷ 透析患者のエネルギー摂取基準

透析患者のエネルギー摂取基準は、標準体重（標準体重＝身長〈m〉^{2}×22）当たり30〜35kcal/day[1]です。つまり、身長160cmの患者の標準体重は56.3kgであるため、1日に約1,700〜2,000kcalのエネルギーを摂取する必要があります。しかし、必要なエネルギー量は性別や年齢、合併症、身体活動度により異なり、個人差があります。したがって、体重（ドライウエイト）の変化を観察して、体重が増減しているようであれば必要に応じて食事内容を調節する必要があります。

❸ 透析患者の肥満と痩せ

一般的に肥満は生活習慣病のリスクを上げることが広く知

られています。しかし、透析患者では、肥満や体重増加よりも、痩せや体重減少の死亡リスクが高いことが報告されています[2]。また、日本透析医学会の調査でも、痩せが進行するほど死亡リスクが高いことを報告しています[3]。したがって、透析患者が元気に長生きするためには、十分なエネルギーを確保し、痩せや体重減少を回避することが重要です。

❹ エネルギーを摂取しやすい食品と食事管理の工夫

　エネルギー源となる栄養素は、炭水化物、たんぱく質、脂質です。日本人成人は摂取エネルギーの約54％を炭水化物から得ています[4]。炭水化物を多く含む食品はごはんやパン、麺類などの主食であるため、毎食摂取する必要があります。また、体内で産生されるエネルギーの量は、炭水化物とたんぱく質では1g当たり4kcalですが、脂質は9kcalと分量当たりのエネルギー産生量が高いため、油を使用した調理によりエネルギー量を増やすことができます（表）。

　我々の検討では、当院の血液透析患者をサルコペニア群と非サルコペニア群に分けて食事内容を比較したところ、サルコペニア群は菓子類や嗜好飲料からのエネルギー摂取量が有意に少ないことがわかりました[5]。これは、透析患者は高齢化に伴い1回食事量が減少し、3食だけでは十分なエネルギー量を摂取できない場合があることを示唆しています。そのため当院では、体重減少が著明で栄養状態が低下している患者に、少量高エネルギー食品や栄養補助食品の摂取を推奨することがあります。

表 ● 調理法で変わるエネルギー量

料理例(さけ1切70g)	揚げ物	炒め物	焼き物	煮物	蒸し物	汁物	酢の物和え物	刺身
	さけフライ	さけのみそバター炒め	さけのムニエル	さけのごま煮	さけときのこの酒蒸し	さけ入りみそ汁	さけとかぶのおろし和え	サーモンの刺身
エネルギー (kcal)	275	240	180	146	144	131	128	97

高　　　　　　　　　　　　　　　　　　　　　　　　　低

※エネルギー量は使う食材や量によって異なる。
※揚げ物や炒め物は「油」を使用するため、摂取できるエネルギー量も多くなる。また、油のコクで薄味でもおいしく食べることができるため、減塩にも効果的である。

引用・参考文献

1) 日本腎臓学会. 慢性腎臓病に対する食事療法基準. 2014年版. 東京, 東京医学社, 2014, 48p.
2) Pifer, TB. et al. Mortality risk in hemodialysis patients and changes in nutritional indicators : DOPPS. Kidney Int. 62 (6), 2002, 2238-45.
3) 日本透析医学会統計調査委員会. 図説 わが国の慢性透析療法の現況 (2008年12月31日現在). 東京, 日本透析医学会, 2009, 107p.
4) 厚生労働省. 平成29年国民健康・栄養調査結果の概要. (https://www.mhlw.go.jp/content/10904750/000351576.pdf).
5) 鈴木美帆ほか. サルコペニアを有する血液透析患者の栄養指標と食事摂取状況. 日本透析医学会雑誌. 49 (9), 2016, 581-7.

第6章

合併症

透析患者にみられる合併症

清永会矢吹病院副院長 伊東稔 いとう・みのる

❶ 慢性腎臓病に伴う骨・ミネラル代謝異常

　腎機能の低下とともにカルシウムやリン、活性型ビタミンDなどの代謝異常が生じます。この病態は、骨や副甲状腺の異常だけでなく、血管石灰化を介して生命予後に大きな影響を及ぼし、慢性腎臓病（chronic kidney disease；CKD）に伴う骨・ミネラル代謝異常（CKD-mineral and bone disorder：CKD-MBD）と呼ばれます。この概念は、検査値の異常（カルシウム、リン、副甲状腺ホルモン〈parathyroid hormone：PTH〉など）、血管石灰化、骨代謝異常の三つの要素からなり、治療・予防は心血管イベントや骨折率の低下、生存率の改善を目標とします。二次性副甲状腺機能亢進症と異所性石灰化は、CKD-MBDにおいてとくに重要な症状です[1]。

1. 二次性副甲状腺機能亢進症

1）病態と原因

　CKDが進行すると、血中の活性型ビタミンDが低下して腸管からのカルシウム吸収が低下し、血中カルシウム濃度の低下が起こります。また、腎臓からのリン排泄が低下し、血中リン濃度が上昇します。活性型ビタミンD低下、血中カルシウム低下、血中リン上昇は副甲状腺細胞を刺激して、PTHの分泌を増加させます。PTHは骨に作用してカルシウムを血中に動員し、血中カルシウム濃度を上げ（骨吸収）、腎臓からのリンの再吸収を抑制して血中リン濃度を下げます。しかし、

進行したCKDでは骨吸収のみが持続します。その状態で治療が行われないと、骨からカルシウムが奪われ続けることになり、骨の脆弱化につながります。症状としては、骨関節痛や病的骨折、骨変形、かゆみや筋力低下などがあります。

2）治　療

カルシウムの低下に対してはビタミンD補充療法を、リンの上昇に対してはリン吸着薬の投与や食事指導を行います。透析時間の延長によってリン除去量を増加させることも有効です。

上記でもコントロールが困難な場合、副甲状腺に直接作用するカルシウム受容体作動薬を投与します。内科的治療に抵抗性となった場合は、副甲状腺摘出術や副甲状腺エタノール注入術などの外科的治療を検討します。

2. 異所性石灰化

1）病態と原因

透析患者で問題になる異所性石灰化は、血管や心臓の弁膜、関節、筋肉、皮膚で起こります。なかでも予後に大きく影響するのは、血管石灰化と心臓弁膜石灰化です。

血管石灰化は、内膜の動脈硬化性石灰化と中膜平滑筋層に起こるメンケベルグ型中膜石灰化に分けられます。前者は血管内腔の狭窄による臓器虚血（心筋梗塞、狭心症、脳梗塞など）をひき起こします。後者は透析患者に特徴的で、動脈の弾性が低下することによる血行動態の不安定化や心不全が問題になります。異所性石灰化を促進する因子を表1[2)]に示します。

2）治　療

二次性副甲状腺機能亢進症の治療に加えて、表1[2)]に挙げた異所性石灰化促進因子を軽減することが重要です。

表1 ● 異所性石灰化を促進する因子（文献2より作成）

古典的因子	高血圧症、糖尿病、脂質異常症、年齢、遺伝、喫煙
非古典的因子	炎症、酸化ストレス、終末糖化産物、ミネラル代謝異常（リン・カルシウム）、線維芽細胞増殖因子23（fibroblast growth factor 23；FGF-23）

❷ 透析アミロイドーシス・手根管症候群

1. 病態と原因

$β_2$ミクログロブリン（$β_2$-microglobulin；$β_2$-M）が変性・重合し、アミロイド線維となって全身の臓器に沈着する疾患です。長期透析患者の骨や関節、腱に$β_2$-Mが沈着し、臨床症状を呈します。

$β_2$-Mは透析期間の長期化とともに体内に蓄積します。アミロイド線維の沈着部位によって、手根管症候群、ばね指、破壊性脊椎関節症、嚢胞性骨病変などの多彩な骨関節症状を呈します。さらに進行すると血管や全身臓器にも$β_2$-Mが沈着し、症状をひき起こします。

2. 診断と治療

手首部分の横手根靱帯にアミロイド線維が沈着し、正中神経が圧迫される病態を手根管症候群といいます。手根管症候群の診断には、ファレンテストやティネル徴候、母指球筋萎縮の観察が有効です。アミロイド線維の有無は病理診断によります。沈着したアミロイド線維を除去することは困難であり、透析アミロイドーシスの発症予防が重要です。

予防策[3]として、生体適合性の高い透析膜の使用や、透析液の清浄化、$β_2$-Mを高効率に除去できる透析方

法（ハイパフォーマンス膜を使用した透析、血液透析濾過〈hemodiafiltration；HDF〉、血液濾過〈hemofiltration；HF〉など）、$β_2$-M吸着カラムの使用があります。局所の疼痛に対しては、非ステロイド抗炎症薬の使用やステロイドの局所注射が有効です。手根管症候群の治療としては手根管開放術が行われ、最近は内視鏡手術も行われます。

❸ 心不全

1. 病態と原因

心不全とは、心ポンプ機能が低下し、全身に血液を十分に送り出せなくなった状態です。心不全は透析患者の死因の第1位です[4]。

心不全の症状は、古典的には心臓の収縮機能の低下（ポンプ機能の低下により全身に十分な血液が行きわたらない）による症状と、拡張機能（全身の血液を心臓に戻す機能）の低下によるものに分類されます。加えて最近は、「左室機能が低下した心不全」と「左室機能が保たれている心不全」という分類も用いられます[5]。

透析患者にみられる心不全の原因の多くは、虚血性心不全や弁膜症性心不全、過大血流シャント性心不全です。体液過剰や貧血も心不全に関与します。

2. 診断と治療

重症度分類にはNYHA分類が用いられます。うっ血症状は問診と理学所見、胸部エックス線写真で診断されますが、血液透析患者の場合、透析前の診察が推奨されます。治療の原則は、体液管理の徹底と原因疾患に対する治療です。基本薬物療法として、強心薬、アンジオテンシン変換酵素阻害薬、

アンジオテンシンⅡ受容体拮抗薬、β遮断薬などを投与します。

3. 心不全の原因別の治療

1）体液管理
減塩指導を行い、適正なドライウエイトを設定します。

2）虚血性心不全
急性冠症候群と診断された場合は、ただちに血行再建治療を行います。慢性虚血性心不全の場合は、各種検査の結果に応じて薬物療法や血行再建治療を検討します。

3）弁膜症性心不全
もっとも重篤で進行が早い状態は大動脈弁狭窄症です。心臓超音波検査による重症度評価が重要です。重症例には外科的治療を検討します。

4）過大血流シャント性心不全
超音波検査によってシャント血流を計測します。過大血流を認めた場合、シャント閉鎖や血流制御のための手術を行います。重症例では腹膜透析へ移行します。

5）その他
腎性貧血が認められる場合は、その是正を行うなどします。

❹ バスキュラーアクセストラブル[6]

1. 狭窄・閉塞
狭窄の進行により、透析中の脱血不良や、静脈高血圧症によるシャント肢の腫脹・冷感、透析効率の低下などが起こります。シャント音やスリルの減弱化が特徴的な所見です。聴診、触診、視診、超音波検査で狭窄部位を診断します。

一方、閉塞には血栓性閉塞と非血栓性閉塞があります。血栓性閉塞のおもな原因は狭窄ですが、脱水や低血圧、過凝固

も閉塞の原因となります。狭窄・閉塞した場合は、外科手術やインターベンション治療を行います。

2. 瘤

内シャントやグラフト、表在化静脈で認められることがあります。原因は反復穿刺による瘤化や、穿刺・止血ミスによる仮性瘤化、狭窄による血管内圧上昇、過剰血流などです。瘤が急速に拡大している、感染を合併している、切迫破裂の危険があるなどの場合は緊急手術を行います。

3. 静脈高血圧症

局所的またはシャント肢全体に生じるシャント血流の静脈還流不全が原因であり、シャント肢の腫脹が特徴です。症状は狭窄部位の末梢に現れ、診断には血管造影が用いられます。治療は外科手術やインターベンション治療を検討します。症状が重度の場合はシャントを閉鎖します。

4. スチール症候群

バスキュラーアクセス静脈の血流量が増加する（盗血される）ことによる末梢循環障害・虚血が原因です。シャント肢末梢の冷感や蒼白化、疼痛がみられ、重症例では潰瘍や壊死を起こします。高齢者や糖尿病患者、末梢動脈疾患（peripheral arterial disease：PAD）の患者に起こりやすいです。

診断は、自覚所見、超音波検査、血管造影が有用です。軽症ではPGE_1製剤などの薬物療法を行い、重症例ではシャント血流を低下させる手術（バンディング）やシャント閉鎖、対側肢へのシャント再建を行います。

5. 過剰血流

高心拍出量性心不全、スチール症候群、静脈高血圧症、不整脈などの症状が起こりえます。診断には超音波検査が有用

です。血流量が1,500〜2,000mL/min以上、もしくは血流量／心拍出量が30〜35％以上では、高拍出性心不全が生じえます。ドライウエイトの調整や血圧管理などに反応しない場合は、血流制御のため外科治療やシャント閉鎖が必要です。心機能が低下している場合は、動脈表在化やカフ型カテーテル、腹膜透析を検討します。

6. 感　染

穿刺部やカテーテル刺入部の発赤、熱感、疼痛、排膿、腫脹、びらん、硬結がおもな症状です。感染が全身に波及した場合は敗血症症状を呈します。局所所見の慎重な観察が重要であり、感染を認めた場合は適切な抗菌薬の全身投与が重要です。

グラフトやカテーテルを使用している患者で全身感染が認められる場合は、グラフトまたはカテーテルを抜去します。

❺ 末梢動脈疾患（PAD）

1. 病態と原因

上下肢の動脈が狭窄・閉塞することにより血流が悪化し、冷感、疼痛、しびれなどの症状が現れます。悪化すると間歇性跛行や安静時の疼痛、潰瘍、壊死へと進行します。原因は閉塞性動脈硬化症がもっとも多いです。CKD、糖尿病、高血圧症、喫煙、脂質異常症は動脈硬化の重要なリスク因子です。2016年に「下肢末梢動脈疾患指導管理加算」が新設されました。重症下肢虚血（critical limb ischemia；CLI）の早期発見・治療により透析患者の足を守ることは、透析医療機関の義務です。

透析患者のPADの特徴は表2のとおりです[7]。PADの重症度の評価にはFontaine分類（表3）が用いられます。

表2 ● 透析患者のPADの特徴（文献7より作成）

- 石灰化が著明で、血管内治療やバイパス手術が困難
- 膝関節以下の末梢動脈病変が多い
- 治療後の再発が多い
- 低栄養、免疫力低下、体液過剰などのため創傷治癒が遅れる
- 運動量が低下していると間歇性跛行などの症状が出にくい
- 血液透析の除水で末梢循環の悪化が懸念される
- 瘙痒のため掻き傷ができやすい
- 足底角化が著明で、皮膚の亀裂が生じやすい

表3 ● Fontaine分類

ステージ（重症度）	臨床症状
Ⅰ度	足が冷たい、しびれる、皮膚が蒼白になる
Ⅱ度	ある程度歩くと足（筋肉）が痛くなり歩けなくなるが、しばらく休むと歩けるようになる（間歇性跛行）
Ⅲ度	安静にしていても足が痛む
Ⅳ度	皮膚がただれたり（潰瘍）、黒く変色したりする（壊死）

2. 診　断

　観察が重要です。早期発見のための検査として、足関節・上腕血圧比（ankle-brachial pressure index；ABI）、足趾・上腕血圧比（toe brachial pressure index；TBI）、皮膚灌流圧（skin perfusion pressure；SPP）などがあります。高度の血管石灰化を認める患者では、ABI値が高く出ることがあり注意が必要です。超音波検査や血管造影（CT、MRI）で狭窄部位を診断します。

表4 ● PADに対する治療 (文献8より作成)

基本的治療	リスク因子に対する治療	高血圧症、糖尿病、脂質異常症、肥満、メタボリックシンドローム、CKD-MBD対策（カルシウム・リンコントロール）
	生活習慣病対策	禁煙、運動療法
	薬物療法	抗血小板薬、PGI_2内服薬、PGE_1注射薬
	局所処置	
CLIに対する治療	血行再建術	血管内治療、バイパス手術
	薬物療法	PGE_1注射薬
	局所処置	壊死・感染組織デブリードマン、感染予防、創傷治癒促進治療、局所陰圧閉鎖療法
	その他	高気圧酸素治療、LDLアフェレーシス、末梢血幹細胞移植（保険適用外）

3. 治　療

PADに対する治療を表4に示します[8]。

❻ 便　秘

1. 病態と原因

　透析患者の便秘症の原因として、①水分制限や透析による除水、②カリウム・リン制限のための食事制限に伴う食物繊維不足、③食事環境や尿毒症による腸内細菌叢の変化、④身体活動性の低下、⑤高齢化・糖尿病による腸蠕動低下、⑥便秘を誘発する薬剤（リン吸着薬、陽イオン交換樹脂）の使用が挙げられます[9]。器質性疾患の除外が重要であり、大腸が

表5 ● 透析患者に使用される下剤

分類	おもな薬剤	備考
浸透圧下剤	マグネシウム製剤 D-ソルビトール ラクツロース	マグネシウム製剤は高マグネシウム血症に注意を要する。D-ソルビトール・ラクツロースはプレバイオティクスとしてはたらき、腸内細菌環境を整える可能性がある
刺激性下剤	センノシド ピコスルファートナトリウム水和物	刺激性下剤は連用により耐性を生じやすいため、頓服使用が望ましい
漢方薬	大黄甘草湯(ダイオウカンゾウトウ)、麻子仁丸(マシニンガン)、潤腸湯(ジュンチョウトウ)、大建中湯(ダイケンチュウトウ)など	麻子仁丸と潤腸湯は高齢者に使いやすい
新しい機序の下剤	ルビプロストン リナクロチド エロビキシバット水和物	

んなどの悪性疾患や動脈硬化症に伴う虚血性腸炎はつねに念頭に置いておきましょう。

2. 治 療
1）下剤の使用
各種下剤（表5）を患者の状態に合わせて選択します。
2）生活習慣の改善
カリウム摂取量の増加に注意しながら、食物繊維の摂取を増やします。また、定期的な運動も推奨されます。さらに、乳酸菌製剤のサプリメントの摂取も有用です。
3）内服薬の見直し
副作用として便秘を起こしやすい薬剤の減量が可能かどう

かを検討します。
4）**器質的疾患の治療**
　器質的疾患が疑われる場合は、目的に応じた検査・治療を行います。

❼ 皮膚瘙痒症

1. 病態と原因
　透析患者の60〜80％にみられる症状です。睡眠障害やうつ症状と関連し、QOLに大きく影響します。透析患者の皮膚瘙痒症の原因は以下に分類されます[10]。

1）**腎不全・透析に由来する異常**
　かゆみの原因物質（尿毒症性物質、二次性副甲状腺機能亢進症、カルシウム・リン値異常）、透析治療関連（透析膜による補体活性化、血液回路などに残存するエチレンオキサイドガス、ヘパリンなど）、かゆみメディエーター（ヒスタミンなどのサイトカイン）が挙げられます。

2）**ドライスキンなどの皮膚の異常**
　角質水分の減少や発汗低下、皮脂腺分泌の低下といった皮膚乾燥によって皮膚Cファイバーの延長、かゆみ閾値の低下、皮膚過敏が起こります。

3）**中枢神経によるかゆみ制御の異常**
　内因性オピオイドであるβエンドルフィンのμオピオイド受容体への刺激が亢進します。

2. 治　療
　かゆみの原因ごとに対策を行います。

1）**腎不全・透析に由来する異常への対策**
　尿毒症物質の除去のために、血流量や透析時間・回数など

の透析条件を見直します。高分子量尿毒素や蛋白結合尿毒素の除去を目的としたon-line HDF、生体適合性の高い透析膜を使用した血液透析が有効なこともあります。

2）皮膚の異常への対策

保湿剤を使用します。透析時に用いる絆創膏や消毒薬は、刺激の少ないものを使用します。湿疹がある場合はステロイド外用薬を併用しますが、長期使用は避けましょう。抗ヒスタミン薬や当帰飲子（トウキインシ）などの漢方薬が有効な場合があります。

3）中枢神経によるかゆみ制御の異常への対策

ナルフラフィン塩酸塩を投与します。

4）その他

スキンケアや生活習慣改善について指導します。

❽ 脳血管障害

透析患者の死因の6.0％[4]を占め、予後が不良です。運動麻痺や構音障害、知覚障害、失行、視野異常、意識障害などの症状を呈します。くも膜下出血の場合は、突然の激しい頭痛や髄膜刺激症状を呈します。脳血管障害は脳出血と脳梗塞に分類されます。

1. 病態と原因

1）脳出血

最大の原因は高血圧です。動脈硬化により脆弱化した血管が長期間高血圧にさらされることにより破綻して脳出血が起こります。先天的な血管異常や加齢による血管の脆弱化が原因となることもあります。くも膜下出血の原因は多くの場合、脳動脈瘤です。

2）脳梗塞

　プラークによって狭窄した血管が閉塞することによるアテローム血栓性脳梗塞、心房細動に伴い心臓内に形成された血栓が脳血管を閉塞させる心原性脳塞栓症、糖尿病・高血圧・脂質異常症の影響で穿通動脈が閉塞するラクナ梗塞があります。

2. 診断と治療

　CTやMRIが診断に有効です。ただし、早期の脳梗塞はCTでは発見できないことがあります。

1）脳出血の治療

　再出血、血腫拡大、脳浮腫悪化を予防するため、降圧療法を行います。収縮期血圧180mmHg以下（平均血圧130mmHg以下）が目標です。重症例では外科的な血栓除去術が適応となります。くも膜下出血では、再出血予防のために動脈瘤への治療（クリッピング、塞栓術）が検討されます。

2）脳梗塞の治療

　降圧により脳虚血が悪化する可能性があり、収縮期血圧220mmHg以下であれば積極的な降圧治療は行いません。脳浮腫対策のグリセオール®は、体液負荷となるため透析時に投与します。抗血栓療法として、抗血小板薬（アスピリン、オザグレルナトリウム）、抗凝固薬（ヘパリン、アルガトロバン水和物）が使用されます。発症4.5時間以内であればt-PAによる血栓溶解療法は可能ですが、透析患者の適応基準はかなり厳しいです。心房細動に対するワルファリンカリウム投与の有効性は不明です。

3）脳血管障害時の透析

　発症から24時間以内の施行は避けます。急性期は頭蓋内圧

の上昇を避けるため、持続HDF、腹膜透析、低血流の血液透析が望ましいです。出血リスクが高い場合、抗凝固薬はナファモスタットメシル酸塩を用います。脳浮腫軽減・予防のためグリセオール®を投与します。

4）慢性期の治療

後遺症として疼痛、嚥下障害、排泄障害、認知機能障害、運動障害に伴う骨折・転倒などがあります。症状に応じて薬物療法やリハビリテーションを行い、ADL低下の予防を目指します。

❾ 下肢つり

1. 病態と原因

「筋硬直」「筋痙攣」ともいい、透析患者に高率に起こる合併症です。透析中や透析終了後、夜間就寝中に、下腿腓腹筋に起こることが多いです。数分間にわたり筋収縮が持続し、強い疼痛を生じます。表6の原因のほか、いくつかの病態に関与する因子が考えられています[11]。

2. 治 療
1）緊急対応

循環血液量の減少に対し、透析中の除水を止めて生理食塩

表6 ● 下肢つりの原因

- 透析中の除水による循環血液量の低下
- 血漿浸透圧の変化
- 血清電解質（ナトリウム、カリウム、マグネシウム、カルシウム）の低下
- カルニチン欠乏、ビタミンC・ビタミンEの欠乏、レプチン上昇

液200～500mLを急速補液します。血漿浸透圧の変化に対しては、10％塩化ナトリウム液20～40mLまたは50％ブドウ糖液20～40mLを血液回路から注入します。血清電解質の低下に対しては、8.5％グルコン酸カルシウム液5～10mLを緩徐に血液回路から注入します。この際、動悸や不整脈に注意します。

そのほか、芍薬甘草湯（シャクヤクカンゾウトウ）の服用は即効性があります。急性期治療として有効であり、予防効果もあります。

2）予　防

循環血液量の減少に対し、適切なドライウエイトを設定します。また、時間当たりの除水速度を制限します。血漿浸透圧の変化に対しては、高ナトリウム透析やHDF、HFを実施する、または透析液流量や血流量の設定を見直します。血清電解質の低下に対しては、低カルシウム血症の場合は透析液カルシウム濃度の調整やビタミンDの投与を行います。食事摂取量が減少している患者では、低カリウム血症や低マグネシウム血症を併発しやすいため、栄養指導や処方透析を検討します。

そのほか、透析中の運動は予防に有効です。カルニチンやビタミンC・ビタミンEの投与を試す価値もありますが、無効な場合は漫然と投与を継続してはなりません。

引用・参考文献

1）日本透析医学会．慢性腎臓病に伴う骨・ミネラル代謝異常の診療ガイドライン．日本透析医学会雑誌．45（4），2012，301-56．
2）Manuscript, A. et al. Calcification 2012 Intimal and medial calcification, pathophysiology and risk factors. Curr. Hypertens. Rep. 14（3），2012，228-37．

3）厚生労働科学研究費補助金難治性疾患克服事業アミロイドーシスに関する調査研究班．"透析アミロイドーシス"．アミロイドーシス診療ガイドライン2010．2010，27-31．
4）日本透析医学会統計調査委員会．わが国の慢性透析療法の現況（2017年12月31日現在）．日本透析医学会雑誌．51（12），2018，699-766．
5）日本循環器学会・日本心不全学会合同ガイドライン合同研究班．急性・慢性心不全診療ガイドライン（2017年改訂版）．2018，154p，(http://www.j-circ.or.jp/guideline/pdf/JCS2017_tsutsui_h.pdf)．
6）日本透析医学会．2011年版 慢性血液透析用バスキュラーアクセスの作製および修復に関するガイドライン．日本透析医学会雑誌．44（9），2011，855-937．
7）日髙寿美ほか．"透析患者にみられる末梢動脈疾患の病態と治療戦略"．知りたいこと。知るべきこと。透析患者の管理．中西健監修．東京，東京医学社，2019，130-7．
8）2014年度合同研究班報告．末梢閉塞性動脈疾患の治療ガイドライン（2015年改訂版）．2015，95p，(http://www.j-circ.or.jp/guideline/pdf/JCS2015_miyata_h.pdf)．
9）平田純生ほか．便秘への対策・治療はどのように行いますか？ 臨牀透析．34（7），2018，779-82．
10）Takahashi, N. et al. Response of patients with hemodialysis-associated pruritus to new treatment algorithm with nalfurafine hydrochloride : a retrospective survey-based study. Ren. Replace. Ther. 2 (27), 2016, 1 -8.
11）栗原怜．透析中の"下肢筋のつり（筋硬直）"への対応・対処はどのように行いますか？ 前掲書9），826-8．
12）駒場大峰．"腎不全・透析患者の血管障害とリン・カルシウム代謝異常"．これまでがワカる。これからがカワる。透析療法最前線．中元秀友監修．東京，東京医学社，2018，312-6．

❷ 腹膜透析特有の合併症

清永会矢吹病院副院長 伊東 稔 いとう・みのる

❶ 腹膜炎

　腹膜炎は腹膜透析（peritoneal dialysis；PD）患者のもっとも重要な合併症です。本邦での発症率は0.2／患者年と高くありませんが[1]、腹膜炎は重症化すると腹膜機能に影響し、死亡やPD離脱の原因にもなりえます。そのためPDにかかわるスタッフは、自施設の腹膜炎発症率を把握し、低減に努めるべきです[2]。

1. 病態と原因

　腹膜炎の原因は、バッグ交換時の汚染や、腹腔内感染巣からの波及、出口部感染・トンネル感染からの波及などが考えられますが、不明な場合も多いです。接続デバイスの汚染や故障、カテーテル留置術が原因となることもあります。感染経路別に分類すると、経カテーテル感染、傍カテーテル感染、経腸管感染、血行性感染、経腟感染などがあります。

　起炎菌は、以前は黄色ブドウ球菌や表皮ブドウ球菌が多くみられましたが、最近はストレプトコッカス類やメチシリン耐性黄色ブドウ球菌（methicillin-resistant Staphylococcus aureus；MRSA）、グラム陰性菌、真菌なども認められるようになりました。培養で陰性の症例も多いです。

2. 診　断

　腹膜炎は、表1の所見のうち二つを満たすことで診断されます。排液中の白血球の確認や排液培養検査がスムースに行

表1 ● 腹膜炎の所見

① 腹膜炎の兆候である腹痛および透析排液の混濁、またはいずれか一方
② 透析排液中の白血球数が $100/\mu L$ 以上または $0.1 \times 10^9/L$ 以上（最低2時間の貯留後）であり、多核白血球が50%以上
③ 透析排液の培養が陽性

```
臨床評価
出口部・トンネル感染のチェック
細胞数・分画・グラム染色・細菌培養のための透析排液採取
              ↓
腹腔内投与抗菌薬をできる限り早期に開始する
抗菌薬は少なくとも6時間貯留する
患者の病歴、施設の抗菌薬の感受性パターンをもとに経験的なグラム陽性菌、グラム陰性菌をカバーする抗菌薬で治療開始
              ↓
┌─────────────────────┬─────────────────────┐
│ グラム陽性菌をカバーする  │ グラム陰性菌をカバーする  │
│ 抗菌薬                │ 抗菌薬                │
│ 第一世代セファロスポリンか │ 第三世代セファロスポリンか │
│ バンコマイシン塩酸塩     │ アミノグリコシド         │
└─────────────────────┴─────────────────────┘
              ↓
補助療法を考慮、疼痛管理、腹腔内ヘパリン投与、
真菌感染予防
腹腔内投与注入テクニックの教育と評価
経過観察を確実に行う
```

図 ● 腹膜炎の初期管理（文献2より作成）

われるよう、体制づくりが望まれます。

3. 治 療

初期管理のフローチャートを図[2]に示します。初期治療の

パターンをあらかじめ決めておき、腹膜炎の患者が来院した際は速やかに検査・治療を行えるようにしたいものです。

起炎菌の同定後は、感受性のある適切な抗菌薬の投与に切り替えます。真菌性腹膜炎や難治性腹膜炎では、カテーテル抜去が推奨されます。

4. 予 防

腹膜炎の予防に関する患者指導を継続して行うことが重要です。大腸内視鏡や婦人科処置の際には、抗菌薬の予防的投与が推奨されます。

❷ 出口部感染・トンネル感染

1. 病態と原因

1）出口部感染

PD出口部やその周囲の皮膚の発赤の有無にかかわらず、膿性滲出液があることで診断されます。出口部が損傷を受けることでバリア機能が破綻し、細菌が侵入して感染に進展します。その機序として、カテーテルの移動による機械的損傷や消毒薬などによる化学的損傷があります。

2）トンネル感染

皮下トンネル部に発赤、腫脹、圧痛、硬結を認めます。多くの場合は出口部感染からの波及ですが、出口部感染を伴わないこともあります。起炎菌はさまざまです。

2. 診断と治療

出口部の状態を出口部スコア（表2）[3、4] を用いて継続して評価することが、診断や治療効果判定において重要です。また、皮膚症状が強くないトンネル感染の診断や感染範囲の診断には、超音波検査によるカテーテルに沿った液体貯留の確認が

表2 ● 出口部の評価スコア（文献3、4より）

	0点	1点	2点
腫 脹	なし	出口部のみ（< 0.5cm）	> 0.5cm あるいはトンネル部を含む
痂 皮	なし	< 0.5cm	> 0.5cm
発 赤	なし	< 0.5cm	> 0.5cm
疼 痛	なし	軽 度	重 度
滲出液	なし	漿液性	膿 性

※合計4点以上で感染とみなす。
※膿性滲出液があればこれのみで感染とする。
※4点未満の場合は感染の疑いとする。

有効です。

　軽度の出口部感染の所見であれば、洗浄の徹底やカテーテル固定の強化で改善しえますが、不良肉芽形成やトンネル感染に進展しそうな病変では、培養検査を行い適切な抗菌薬を投与します。あきらかなトンネル感染の場合は、速やかに抗菌薬を投与します。難治性の場合や感染が内部カフに及びそうな場合は、カテーテルの入れ替えやアンルーフィング（皮膚を切開して感染部のカテーテルを露出させる）、出口部変更術など、外科的処置を検討します。

❸ カテーテル関連合併症

　カテーテル関連合併症は、多くの場合、注排液不良をきっかけに発見されます。

1. カテーテルの折れ曲がり

　腹腔内でカテーテルが折れ曲がり注排液に支障を来すこと

があります。エックス線やカテーテル造影で確認することができます。

　対処として、透析液や生理食塩液によるカテーテルフラッシュや、バッグを加圧した注液を行います。またはガイドワイヤーを用いて非侵襲的に折れ曲がりを解除します。

2. フィブリンや凝血塊による閉塞

　カテーテル造影で確認します。対処として、透析液や生理食塩液によるカテーテルフラッシュや、ガイドワイヤーによるカテーテル内腔操作により閉塞を解除します。ヘパリンを混注した透析液の注液が有効なこともあります。

3. カテーテル位置異常

　腸管蠕動や大網の移動などに伴い、カテーテル先端が骨盤内から移動してしまうことがあります。位置異常があっても注排液に問題がないことも多く、その場合は経過観察とします。注排液に問題がある場合は、カテーテルフラッシュの水流による整復や、αリプレイサーやガイドワイヤーを用いた整復を行います。非侵襲的な手段が無効な場合は、外科的にカテーテル整復を行います。

　位置異常を予防するため、カテーテル留置時に腹壁にカテーテルを固定する方法も行われています。

4. 大網や卵管采などの巻絡

　カテーテル造影で診断がつく場合もありますが、実際は注排液不良やカテーテル位置異常の外科的整復を行ってはじめて診断される場合が多いため、直接的に巻絡を解除します。大網切除の是非について一定の見解はありません。

❹ 被囊性腹膜硬化症

被囊性腹膜硬化症（encapsulating peritoneal sclerosis；EPS）は、PDのもっとも重篤な合併症であり、予後が非常に悪いです。したがって、何より予防が大切です。

1. 病態と原因

劣化した腹膜が癒着を起こし、感染や炎症が加わることで強固な被膜で覆われ、腸管の蠕動運動が妨げられるようになります。その結果、間歇的に腸閉塞症状を起こすようになります。腹膜が劣化する機序は不明な点が多いですが、透析液の非生体適合性（酸性透析液、高ブドウ糖濃度、ブドウ糖分解産物、終末糖化産物）や、腹膜炎などの感染が影響していると考えられています[5]。PD期間の長期化に伴いEPSの発症率が高くなることから、透析期間も腹膜劣化に関連する可能性があります。

腹膜平衡試験（peritoneal equilibration test；PET）によるD/PCr上昇（腹膜透過性亢進）、限外濾過量の低下は腹膜劣化の指標として重要です。ほかに腹膜生検や排液中皮細胞診、CT検査など、腹膜の状態を評価する方法があります。

最近は生体適合性を高めた中性透析液や重曹透析液、ブドウ糖非含有透析液が使用されており、また計画的なPD離脱を行っているため、EPSの発症頻度は低下しています[6]。

2. 予　防

生体適合性の高い透析液、なかでもなるべく低濃度液を用いた透析処方が望ましいです。また、PETを定期的に行いましょう。腹膜透過性が亢進してきた症例や、限外濾過量が低下してきた症例ではPD離脱を検討します。腹膜炎の予防対策を十分に行うことも重要です。

なお、PD離脱後のEPS発症が少なくありません。EPS発症リスクの高い症例では、離脱後も経過観察が必要です。

3. 治　療

　PDを中止します。PD離脱後の腹腔洗浄にはEPS予防のエビデンスはありません。

　腸閉塞症状の対症療法としては、中心静脈栄養で栄養状態を維持して腸管を休息させます。

　薬物療法として、ステロイドや免疫抑制薬が有効であったとする報告がありますが、確立されていません。腹膜剥離術の有効性も報告されています。

引用・参考文献

1）Higuchi, C. et al. Peritonitis in peritoneal dialysis patients in Japan : a 2013 retrospective questionnaire survey of Japanese Society for Peritoneal Dialysis member institutions. Ren. Replace. Ther. 2 (2), 2016, DOI 10.1186/s41100-016-0014-6.
2）Li, PK. et al. ISPD Peritonitis Recommendations : 2016 Update on Prevention and Treatment. Perit. Dial. Int. 36 (5), 2016, 481-508.
3）Schaefer, F. et al. Intermittent versus continuous intraperitoneal glycopeptide/ceftazidime treatment in children with peritoneal dialysis-associated peritonitis. J. Am. Soc. Nephrol. 10 (1), 1999, 136-45.
4）Szeto, CC. et al. ISPD Catheter-Related Infection Recommendations : 2017 Update. Perit. Dial. Int. 37 (2), 2017, 141-54.
5）衣笠哲史ほか．"被嚢性腹膜硬化症（EPS）"．腹膜透析・腎移植ハンドブック．石橋由孝編．東京，中外医学社，2018，252-7．
6）内山清貴ほか．被嚢性腹膜硬化症（EPS）の発症予防の対策はどのように行いますか？臨牀透析．34 (7), 2018, 728-33．

第7章

検 査

① 透析効率に関する検査

清永会矢吹病院臨床工学部 **吉岡淳子** よしおか・じゅんこ

透析効率とは、ダイアライザに流れ込む血液中の尿毒素がどれだけ除去されるかを意味し、血流量や透析液流量、透析膜性能、透析膜面積、透析時間に左右されます。透析効率が上がれば除去される尿毒素が増え、患者にとってよい治療が行われる印象がありますが、血液検査データや栄養状態、愁訴などを考慮し、患者に合わせた治療を行うことが重要です。個々の患者にとって適正な透析が行われているかどうか、透析量の指標を用いて定期的に評価を行う必要があります。

> 透析量は、血液透析によりどれだけ尿毒素が除去されたかを意味するので、透析量＝透析効率×透析時間で考えることができます。

❶ 血中尿素窒素（BUN）

血中の尿素（urea）の測定は尿素に含まれる窒素（nitrogen）を測定することから、検査項目ではBUN（blood urea nitrogen）と表します。尿素は分子量60の小分子量物質で、蛋白質の最終代謝産物です。可溶性の物質であり、細胞膜をほぼ自由に通過し体内に均一に分布すると仮定できるため、小分子量物質除去の指標物質として用いられます。尿

素の透析量は生命予後に関連するため、定期的に評価する必要があります。

　小分子量物質の除去効率を上げるためには、血流量や透析液流量を上げたり、透析時間を延長したりすることが有効と考えられます。尿素は個人差があるため絶対的な目標値はありませんが、透析不足やシャント不全、たんぱく質の摂取過剰、消化器出血などで高値となり、たんぱく質摂取不足で低値となります。

　尿素の除去指標としては、尿素除去率（urea reduction ratio；URR）、クリアスペース（clear space；CS）、時間平均血中尿素窒素（time-averaged concentration of BUN；TAC$_{BUN}$）、標準化透析量（Kt/V）などがあります。

透析量を正しく評価するためには、値の誤差をなくす必要があります。透析後の採血の手技による誤差を防ぐため、slow flow法でのサンプリングがすすめられています。slow flow法とは、透析終了後に透析液の流れを止め、血流量を50～100mL/minにまで低下させ、1～2分後に採血を行う方法です。

❷ 尿素除去率（URR）

　1回の透析によって除去される尿素の割合です。体格や栄養状態、透析条件などで変化するため、患者間の比較には適していません。通常、次の式で求められる値に100をかけて％で表します。

URR ＝ 1 － BUNpost/BUNpre
BUNpre：BUN透析前値、BUNpost：BUN透析後値

❸ クリアスペース（CS）

　1回の透析で溶質が除去された体液量を表し、単位はリットル（L）です。除去量を透析前値で割ることによって前値による影響を補正し算出します。また、クリアスペース率（CS率）はCSを体液量で割ることによって算出します。CS率は体液中に分布した溶質が除去された体液量の割合です。体液量で標準化するため、患者間の比較に利用されます。

> **POINT!**
> 除去量は透析により除去された溶質の総量です。

❹ 時間平均血中尿素窒素（TAC$_{BUN}$）

　1週間をとおして尿素の変動を時間当たりに平均化した値です。1週間の平均値を算出するためには透析ごとの採血が必要ですが、現実的ではありません。そこで、週はじめの透析後と週2回目の透析前の尿素を測定することによって1週間の尿素の平均値とします。透析時間の延長や頻回透析によって値を下げることができます。

TAC$_{BUN}$（mg/dL）＝（週はじめの透析後BUN＋週2回目の透析前BUN）／2

❺ 標準化透析量（Kt/V）

　尿素のクリアランス（K）と透析時間（t）の積を体液量（V）

で割って標準化した透析量です。Kt/Vは尿素の透析量の指標としてもっとも多く使用されます。Kt/Vが1の場合、1回の透析で全身の体液量中の尿素がすべて除去されたことを意味します。体液量で割るため体格の小さな人では数値が大きくなり、体格の大きな人では数値が小さく出る傾向があります。

Kt/Vを求める式にはさまざまなものがありますが、K/DOQIガイドラインはDaugirdasの式を採用しています。日本透析医学会のガイドラインでは、Kt/Vの最低値はsingle-pool Kt/Vurea（spKt/V）で1.2、目標値はspKt/V 1.4以上が望ましい[1]と推奨されています。

> **POINT!**
>
> Kt/Vを大きくするには、尿素クリアランスの大きなダイアライザへの変更や血流量のアップ、透析時間の延長が有効です。

❻ クレアチニン（Cr）

筋肉を動かすためのエネルギー活動の最終代謝産物であり、筋肉量の影響を受けます。％クレアチニン産生速度（percentage creatinine generation rate；%CGR）は筋肉量を減少させない透析条件や栄養管理の指標となります。

❼ $β_2$ ミクログロブリン（$β_2$-M）

分子量11,800の中分子量溶質で、長期透析患者にみられる合併症である透析アミロイドーシスの前駆蛋白質です。透析アミロイドーシスの予防や生命予後のためには積極的な$β_2$-M

の除去が必須です。内部濾過促進型のダイアライザを使用することで中・高分子量溶質の除去は可能ですが、除去効率を上げるためにはon-line HDFによる大量液置換濾過や$β_2$-M吸着器が有効です。

日本透析医学会のガイドラインでは、$β_2$-Mは3ヵ月に1回程度の測定が望ましい[1]とされています。また、最大間隔透析前血清$β_2$-M濃度が30mg/L未満を達成できるように透析条件を設定することを推奨し、25mg/L未満を達成できることが望ましい[1]とされています。

❽ クリアランスギャップ（CL-Gap）法

透析条件から算出されるクリアランス理論値と、実際の血液検査データから算出される有効クリアランス値との誤差から、バスキュラーアクセス再循環やバスキュラーアクセス不全を推測する手法です。

小野は、CL-Gap値が絶対値10％以上もしくは相対的変化5％以上の患者に対して原因検索が必要と提唱しています[2]。CL-Gap値上昇の因子は再循環や脱血不良、ファウリング、低下の因子は尿毒素の不均一除去の可能性が考えられます。

引用・参考文献
1) 日本透析医学会. 維持血液透析ガイドライン：血液透析処方. 日本透析医学会雑誌. 46(7), 2013, 587-632.
2) 小野淳一. クリアランスギャップの活用方法. 臨牀透析. 30(5), 2014, 525-9.

❷ 貧血に関する検査

清永会矢吹病院臨床検査科マネージャー **駒沢由美** こまざわ・ゆみ

　腎機能が低下すると、赤血球の寿命（通常は120日程度）が短くなるといわれています。また、造血因子であるエリスロポエチン（erythropoietin；EPO）の産生量も減少します。EPOの産生量が減少すると、骨髄での赤血球産生が十分に促されず、結果として赤血球が足りなくなり貧血状態が亢進します。また、食事などの管理不足により栄養状態が悪くなり、それが原因で貧血状態になる場合も考えられます。

　赤血球は体のすみずみまで酸素を運ぶ役割をもっています。したがって、赤血球が減って貧血になると、倦怠感や動悸、息切れ、めまいなどの症状が現れますが、徐々に貧血が進行した場合は体がその症状に慣れてしまい、自覚症状がないこともあるため、検査データなどで適切に管理することが重要です。さらに、貧血状態では全身の酸素不足が起こり、これをカバーするために心臓に負担がかかります。

　腎性貧血とは、腎臓においてヘモグロビンの低下に見合った十分量のEPOが産生されないことによってひき起こされる貧血であり、貧血の主因が腎障害（慢性腎臓病〈chronic kidney disease；CKD〉）以外に求められないものをいいます。

❶ ヘモグロビン／ヘマトクリット

　ヘモグロビンは、鉄を含むヘムという色素とグロビンという蛋白質からできています。ヘモグロビンが低下すると、各

表 ● 日本人における貧血の診断基準（文献1より）

	60歳未満	60歳以上70歳未満	70歳以上
男性	Hb値<13.5g/dL	Hb値<12.0g/dL	Hb値<11.0g/dL
女性	Hb値<11.5g/dL	Hb値<10.5g/dL	Hb値<10.5g/dL

細胞の組織への酸素供給が不十分となり、赤血球数が正常でも貧血症状を起こすことが考えられます。一方、ヘマトクリットは、血液全体に対する赤血球の割合を意味します。

『慢性腎臓病患者における腎性貧血治療のガイドライン』によると、貧血の診断基準としてはヘモグロビンを用いるべきとされています（表）[1]。

また、貧血はさまざまな疾患によってひき起こされますが、腎性貧血の診断にあたっては血液疾患の鑑別が重要とされています。鑑別のためには白血球や血小板異常の有無、平均赤血球容積（mean corpuscular volume；MCV）による貧血の分類（小球性など）、網赤血球数の増減、血中EPO濃度の測定などが有用です。

❷ 血清フェリチン

フェリチンとは、鉄を結合して貯蔵するための蛋白質です。成人の体内にある鉄は全体で3～5gといわれています。このうち約70％が血液中の赤血球のなかでヘモグロビンの一部に組み込まれ、酸素の運搬にかかわっています。古くなった赤血球は、食細胞であるマクロファージによって処理されます。その結果、約25％の鉄がフェリチンと結合し、貯蔵鉄として蓄えられます。血清中のフェリチン濃度は体内のフェリチン

量に比例するとされており、体内の貯蔵鉄量の把握に有用です。

血清フェリチンが低下していれば、貯蔵鉄の減っている鉄欠乏状態が診断できます。逆に血清フェリチンが増加していれば、貯蔵鉄の増加しているヘモクロマトーシスやヘモジデローシス、慢性疾患による貧血などの病態が推定できます。

肝炎や急性肝壊死、悪性腫瘍や白血病などではフェリチンが放出され、血清フェリチン値が上昇します。

また、輸血をくり返している患者でも、血清フェリチンが高値になることが知られています。輸血などにより過剰となった鉄は、肝臓や心臓、内分泌器官などに沈着し、臓器障害を発生させることがあります。肝臓では肝腫大や肝線維化、肝硬変、心臓ではうっ血性心不全や不整脈を来します。内分泌系では糖尿病や下垂体系の機能低下が認められます。血清フェリチン値が異常高値の場合は、患者の輸血歴を把握することも必要です。

❸ トランスフェリン飽和度（TSAT）

トランスフェリンは、おもに肝臓で合成される糖蛋白質であり、蛋白分画におけるβ分画の主要成分です。腸管から吸収された鉄や組織から放出された鉄を結合して、血中を運搬し、造血細胞に引き渡す役割を担っています。血清中のトランスフェリンの全体の濃度は総鉄結合能（total iron binding capacity；TIBC）で示され、TIBCと血清鉄の値から血清中の鉄飽和度を計算したものがトランスフェリン飽和度（transferrin saturation；TSAT）です。TSATは以下の式で求められます。

TSAT（%）＝［血清鉄（μg/dL）/TIBC］×100

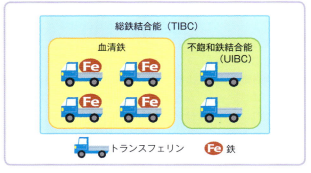

図 ● トランスフェリンと鉄

図では、トランスフェリンを「鉄を運ぶトラック」にたとえています。トラック全体の台数がTIBC、空のトラックの台数が不飽和鉄結合能（unsaturated iron binding capacity；UIBC）だとします。TSATは全体に占める鉄をのせているトラックの割合になります。

| 引用・参考文献 |
1）日本透析医学会．2015年版 慢性腎臓病患者における腎性貧血治療のガイドライン．日本透析医学会雑誌．49(2)，2016，89-158.

❸ CKD-MBD に関する検査

清永会矢吹病院臨床検査科マネージャー **駒沢由美** こまざわ・ゆみ

　慢性腎臓病（chronic kidney disease；CKD）患者において、腎機能低下の進行とともにみられる高リン血症、低カルシウム血症、活性型ビタミンD低下、副甲状腺ホルモン（parathyroid hormone；PTH）分泌亢進などの骨・ミネラル代謝異常のことを「慢性腎臓病に伴う骨・ミネラル代謝異常（CKD-mineral and bone disorder；CKD-MBD）」といいます。この病態はCKD患者の骨病変の要因となるだけでなく、血管石灰化を介して生命予後にも深刻な影響を及ぼすため、生命予後の改善を目的に管理を行うことが望ましいとされています。

　腎臓は、骨・副甲状腺・腸管と密接な関係をもって、生体のミネラルバランスを保持しています。腎臓はPTHなどのホルモンの調節を受けてカルシウムやリンを尿中に排泄する一方、活性型ビタミンDの産生臓器としてはたらき、腸管でのカルシウム吸収や骨代謝の維持にも非常に密接に関与しています。

❶ 副甲状腺ホルモン

　『慢性腎臓病に伴う骨・ミネラル代謝異常の診療ガイドライン』[1]によると、透析患者では通常3ヵ月に1回、PTHを測定するとされています。ただし、管理目標値から逸脱した場合や、治療の変更や高PTH血症に対する積極的な治療（静注活性型ビタミンD_3製剤やシナカルセト塩酸塩の投与、インター

ベンション)を施行中では、安定するまで月に1回の測定が望ましいとされています。

intact PTHは60pg/mL以上240pg/mL以下、whole PTHは35pg/mL以上150pg/mL以下[1]の範囲に管理することが望ましいとされています。

❷ リ　ン

血清リン濃度の管理目標値は3.5～6.0mg/dL[1]です。測定は最低月に1～2回が妥当とされていますが、その結果が管理目標値から著しく逸脱した場合、あるいはその危険性が高い場合には、その値が安定するまでより頻回の測定が望ましいです。

透析導入に至ると、腎臓のリン排泄能が廃絶し、体内からのリンの除去は透析に依存することになります。通常の血液透析では1回当たりのリン除去量は約1,000mgと限界があるため、食事からのリン摂取量を通常の半分(500～750mg/day)に制限しても、それのみでは容易に高リン血症を来します。そのため、多くの患者でリン吸着薬を用いてリンをコントロールすることが必要となります。

❸ カルシウム

血清補正カルシウム濃度の管理目標値は8.4～10.0mg/dL[1]とされており、その測定頻度はリンと同様です。また、補正カルシウムの計算式はさまざまなものがありますが、ガイドライン上は**補正カルシウム濃度＝実測カルシウム濃度＋(4－アルブミン濃度)** というPayneの補正式を明記しています。

引用・参考文献

1）日本透析医学会. 慢性腎臓病に伴う骨・ミネラル代謝異常の診療ガイドライン. 日本透析医学会雑誌. 45(4), 2012, 301-56.

MEMO

4 栄養・炎症に関する検査

清永会矢吹病院臨床検査科マネージャー **駒沢由美** こまざわ・ゆみ

❶ 総蛋白／アルブミン

1. 総蛋白

　血清総蛋白質は、電気泳動でアルブミン、α1-グロブリン、α2-グロブリン、α3-グロブリン、γ-グロブリン（ガンマ）の各分画に分けられます。これらの分画のうち、血清アルブミンは栄養障害で減少し、血清γ-グロブリンは慢性炎症で上昇します。血清総蛋白質濃度は単一の理由で変動するわけではないことから、栄養状態の指標としては適切ではありません。栄養状態の指標としては、血清アルブミン濃度を用いることが推奨されています。

　総蛋白質とアルブミンは臨床検査で簡単に測定できます。グロブリンは、**グロブリン＝総蛋白質－アルブミン**という式で求めることができます。アルブミンとグロブリンの比（A/G比）は臨床的に重要な意味をもちます。A/G比の低下はアルブミンが低下して栄養状態が悪い状態か、グロブリンが増加して炎症状態が長引いているかのいずれかまたは両方を意味し、患者の状態があまりよくないことを示します。

　前述のように、総蛋白質の低下はアルブミンの低下かグロブリンの低下のいずれかで起こります。アルブミンの低下は、栄養不足や、肝硬変など肝臓のはたらきが悪い場合、ネフローゼ症候群などの腎臓由来の疾患で起こります。グロブリンの低下は非常にまれです。

反対に総蛋白質が増加する疾患として、多発性骨髄腫などがあります。

2. アルブミン

アルブミンはおもに肝臓で合成されます。肝臓の蛋白合成能力が保たれ、経口摂取した栄養が十分に吸収され、十分な透析が行われている場合には、アルブミンは適正な値を保ちます。一方、尿毒症状態が続くと、体蛋白質の異化が亢進し、結果としてアルブミンは低下します。

アルブミンは血管内にあって膠質浸透圧を形成します。すなわち、十分なアルブミンがあると適切な量の水分を血管内に保持することができます。逆に低アルブミン血症では、膠質浸透圧が低下して血管内に十分な水分を保持できなくなり、水分が血管外に染み出し、浮腫の原因となります。

❷ 標準化蛋白異化率

標準化蛋白異化率（normalized protein catabolic rate；nPCR）とは、体重1kg当たり1日に産生される尿素窒素の量であり、透析前後の血中尿素窒素（blood urea nitrogen；BUN）から求めます。

状態が安定した無尿の維持透析患者では、体内の蛋白質の総量が一定であり、蛋白質が分解（代謝）される速さは蛋白質がつくられる速さに等しく、また蛋白質がつくられる速度はたんぱく質摂取量に等しいと仮定できます。つまり、nPCRは食事におけるたんぱく質の摂取量を反映します。

透析患者のnPCRの目標値は0.9〜1.4g/kg/dayです。

❸ LDL コレステロール

1. 脂質異常症と脂質管理

透析患者の心血管系合併症を予防するためには、LDLコレステロールあるいはNon-HDLコレステロールを低下させることが有効であり、その際には低栄養にならないように注意が必要です。

2. LDL コレステロールの管理目標

LDLコレステロールは、一般に「悪玉コレステロール」と呼ばれる脂質の一つであり、肝臓でつくられたコレステロールを体全体へ運ぶ役割があります。LDLコレステロールが増えすぎると血管壁に蓄積し、それが活性酸素の影響で酸化し過酸化脂質となります。これが蓄積すると血管が細くなり、血栓ができて動脈硬化を進行させ、心筋梗塞や狭心症、脳梗塞などの動脈硬化性疾患を誘発します。

管理目標値は、虚血性心疾患の一次予防(虚血性心疾患にならないための予防)では120mg/dL未満、二次予防(虚血性心疾患を再発させないための予防)では100mg/dL未満[1]とされています。

❹ 中性脂肪

1. 中性脂肪の体への影響

中性脂肪は、糖質の不足を補い、体を動かすエネルギー源となります。また、皮下脂肪となって体温保持や内臓を衝撃から守るはたらきもあります。

食事に含まれる糖や脂質は、エネルギー源として使い切れない場合、中性脂肪として体内に蓄えられます。また、余った蛋白質が体内で糖質に変えられ、これも中性脂肪として蓄

えられます。

　中性脂肪増加の原因は、食べすぎ、飲みすぎ、運動不足です。食べすぎは肝臓でつくられる中性脂肪を増加させ、運動不足がその蓄積を促します。また、毎日アルコールを摂取しすぎると解毒が優先されるため、分解が追いつかなくなった脂肪が肝臓に溜まり続け、脂肪肝となります。

　中性脂肪が増加すると、血液の粘性が高まり、いわゆる血液がドロドロの状態になります。また、善玉のHDLコレステロールが減少して悪玉のLDLコレステロールが増加し、結果として脂質の処理がうまくいかず脂質異常症となります。中性脂肪が1,000mg/dLを超えると、急性膵炎の発症リスクも高まります。

2. 中性脂肪の管理目標

　中性脂肪を測定するための採血は、通常、空腹時（10時間以上の絶食後）に行います。これは食事の影響により中性脂肪が高値となりやすいためです。しかし、透析患者の場合は空腹時ではなく随時採血となることが多いため、『血液透析患者における心血管合併症の評価と治療に関するガイドライン』[1]では管理目標値が設定されていません。中性脂肪と関連する心血管リスクは、Non-HDLコレステロールを指標とすることで総合的に判断できます。

❺ HDLコレステロール

1. HDLコレステロールの体への影響

　HDLコレステロールは、血中濃度が高いほど動脈硬化性疾患にかかりにくいことがわかっており、そのため「善玉コレステロール」と呼ばれています。

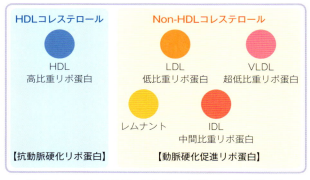

図 ● HDLコレステロールとNon-HDLコレステロール

かつてHDLコレステロールは、その機能としてコレステロールを末梢組織から肝臓に運搬しているだけと考えられていました。しかし実際は、動脈硬化が起きている場所（プラーク）に存在するマクロファージ（捕食機能をもつ白血球の一種である細胞）からコレステロールを引き抜き、肝臓に運搬して最終的に胆汁から糞便に排泄するはたらきも担っています。また、炎症や酸化ストレスから身を守る作用や血管の柔軟性を維持する内皮細胞を保護する作用もあります。

2. HDLコレステロールの管理目標

前述のガイドラインにおいて、中性脂肪と同様に、HDLコレステロールも管理目標値が設定されておらず、Non-HDLコレステロールを指標としています。Non-HDLコレステロールの管理目標値は、虚血性心疾患の一次予防で150mg/dL未満、二次予防で130mg/dL未満[1]とされています。

図にあるように、Non-HDLコレステロールとは総コレス

テロール値からHDLコレステロール値を減じたもので、食事の影響を受けにくいとされており、2018年度から特定健診の項目に追加されました。

　Non-HDLコレステロールには、LDLコレステロール以外にも動脈硬化惹起性脂質が含まれており、とくに女性やメタボリックシンドロームなどの人の脂質代謝のリスク評価に有用とされています。Non-HDLコレステロールが高ければ高いほど、動脈硬化が促進されやすい状態を表します。

引用・参考文献

1）日本透析医学会．血液透析患者における心血管合併症の評価と治療に関するガイドライン．日本透析医学会雑誌．44(5), 2011, 337-425.

MEMO

5 糖尿病に関する検査

清永会矢吹病院臨床検査科マネージャー **駒沢由美** こまざわ・ゆみ

わが国における透析患者数は年々増加しています。なかでも糖尿病を合併する患者の増加が著しく、新規透析導入患者の原疾患として糖尿病性腎症が1998年に第1位となりました。全透析患者数に占める糖尿病性腎症の比率はその後も増加し続け、2017年末には39.0％[1]と、いまや透析患者の3人に1人は糖尿病性腎症という現実があります。したがって、透析と同時に糖尿病の適切な管理も透析医療の現場には求められています。

❶ 血糖値

1. 管理目標

『血液透析患者の糖尿病治療ガイド2012』[2]では、血糖コントロールとして透析開始前の随時血糖値（透析前血糖値；食後約2時間血糖値）の管理目標値を180～200mg/dL未満としています。血糖値は食事の影響を受けるため、一般的に血糖値は空腹時に測定しますが、透析医療の現場では食後に採血をすることも多いことを考慮し、上記の目標値が設定されています。

2. 血糖値測定の方法と頻度

すべての1型糖尿病患者と、インスリン使用中の2型糖尿病患者では、血糖自己測定（self-monitoring of blood glucose；SMBG）が血糖コントロールの維持・改善のため

に有用です。毎回の透析開始時および終了時に血糖値測定を行うことが推奨されています。

経口血糖降下薬を使用中の場合、血糖コントロールが安定していれば、透析前血糖値を週1回測定することが望ましいです。また、薬物療法を行わずに良好な血糖コントロールが得られている糖尿病患者では、透析前血糖値を最低1ヵ月に1回測定することが望ましいです。

また、インスリン抵抗性は心血管イベントの予測因子であることが報告されています。非糖尿病患者でも年に1回は随時血糖値を測定することが推奨されています。血糖値測定で新規に糖尿病が疑われた場合は、日本糖尿病学会の提示する診断手順に従い診断を行います。

❷ ヘモグロビン A1c（HbA1c）

一般的に糖尿病の血糖コントロール指標としてはヘモグロビンA1c（hemoglobin A1c；HbA1c）が用いられ、HbA1cは過去1～3ヵ月間の平均血糖値を反映します。赤血球寿命は約120日であり、HbA1cに対する血糖の寄与率は、1ヵ月前までの血糖値が50％、1～2ヵ月前が25％、2～4ヵ月前が25％[3]です。

透析患者では、赤血球の寿命が短いことに加え、血液透析による失血や出血、また腎性貧血治療のための赤血球造血刺激因子製剤（erythropoiesis stimulating agent；ESA）の投与により、幼若赤血球の割合が増えるなどの要因があり、HbA1cは低値になる傾向があります。したがって、透析患者ではHbA1c値は血糖コントロールを過小評価する可能性があり、注意が必要です。

❸ グリコアルブミン（GA）

1. 管理目標

　グリコアルブミン（glycated albumin；GA）は、過去2〜4週間の血糖コントロール状態を反映します。GA値に対する血糖の寄与率は、採血直前の17日間の血糖が50％、その前の17日間の血糖が25％、さらにその前の血糖が25％[3]です。透析患者においてGAは赤血球寿命やESA投与の影響を受けないため、HbA1cに代わる有用な血糖コントロール指標となることが報告されています。

　前述のガイドラインによると、心血管イベントの既往歴がない症例ではGA値20.0％未満[2]を管理目標値としています。しかし、心血管イベントの既往歴を有する症例では、24.0％未満[2]を管理目標とします。

2. 測定頻度

　GAは1ヵ月に1回の測定が推奨されています。糖尿病非透析患者と同様、妊娠中および1型糖尿病患者もしくは新規に経口血糖降下薬やインスリン治療を開始して6ヵ月以内の患者では、月2回のGA測定が認められています。

　またGAは、ネフローゼ症候群や腹膜透析患者、甲状腺機能異常症では低値に、肝硬変では高値になる可能性があるため注意を要します。

＊　＊　＊

　前述のように、血糖コントロールというとつい高血糖にばかり目がいきがちですが、じつは低血糖の予防もたいへん重要です。腎不全により質のよい尿をつくることができなくなると、膵臓から分泌されたインスリンも同様に体外に排出されず蓄積し、血糖値が持続的に低値になる傾向があります。

また、血糖値を上げる生体機能（糖新生）はおもに肝臓に由来しますが、その一部は腎臓でも行われます。そのため、腎機能の低下により血糖値を上げる能力が下がり、低血糖に対応することができなくなります。

　低血糖になると、早期症状として冷汗や動悸、手指振戦、高度の空腹感などの自律神経症状がみられます。その際に適切な処置が行われないと、頭痛や異常行動、痙攣、意識レベルの低下から昏睡に至るなどの中枢神経症状が起こります。

| 引用・参考文献 |

1）日本透析医学会．わが国の慢性透析療法の現況（2017年12月31日現在）．日本透析医学会雑誌．51 (12)，2018，699-766．
2）日本透析医学会．血液透析患者の糖尿病治療ガイド2012．日本透析医学会雑誌．46 (3)，2013，311-57．
3）Tahara, Y. et al. Kinetics of HbA1c, glycated albumin, and fructosamine and analysis of their weight functions against preceding plasma glucose level. Diabetes Care. 18 (4), 1995, 440-7.

M E M O

6 そのほかの検査

清永会矢吹病院臨床検査科マネージャー **駒沢由美** こまざわ・ゆみ

❶ 心胸比（CTR）

1. 心胸比とは

　心胸比（cardiothoracic ratio；CTR）とは、胸部エックス線画像で胸郭のもっとも幅の広い部分（胸郭幅）の長さと心陰影（心臓幅）のもっとも幅のある部分の長さの比です。CTRは心臓の拡大の程度を簡単に知ることができる便宜的な方法です。基準値は39〜50％で個人差はあるものの、通常、50％以下（女性は53％以下）が正常とされます[1]。この数値以上は心臓が大きいと判断され、聴診で心音を確認し、心電図や超音波検査などで心肥大の有無を調べます。水分や食塩をとりすぎると、体重が増加して血圧が上昇するため、CTRは増大します。つまり、CTRは体内水分量を反映します。

2. ドライウエイトと心胸比

　透析療法では過剰な水分を除去することが大切です。透析終了後に過剰な体液が残っていない状態の体重をドライウエイト（基準体重）といい、透析後の体重の目安として設定されます。CTRはこのドライウエイトを決める指標の一つであり、過剰な体液量によりCTRが増大している場合はドライウエイトを減らすことになります。透析導入以前から著しい貧血や高血圧が原因で心臓が肥大している場合は、CTRを50％未満にすると過小設定となりかねません。また、CTR撮影の条件や呼吸の状態で多少の誤差が生じることも考慮する必要が

あります。

3. 体内水分量過剰と心胸比

透析患者において体内水分量が増大する原因は、大きく分けて二つあります。

一つ目は、単に食事量や飲水量が過剰であったために体内に水分が大量に蓄積した場合です。体内水分量の増大に伴って心拍出量が増大し、その結果として血圧が上昇します。これは血圧の決定要素が心拍出量と末梢血管抵抗であることを考えると理解しやすいでしょう。

過剰な水分の蓄積以外に高血圧の要因がなく、過剰な食事・水分摂取に伴う体内水分量増大で高血圧になったことが推測される場合は、透析による体内水分量の減少に伴い血圧はしだいに正常レベルにまで低下します。すなわち、心不全がない透析患者でCTRが高値の場合は、ドライウエイトを引き下げてCTRを減少させるのが適切です。

二つ目は、心不全に基づく心拍出量の減少を代償するために体内に水分が過剰に蓄積した場合です。この場合は体内水分量が増大していても心拍出量は正常あるいは正常以下となります。一つ目の場合と異なり、血圧も上昇しません。この状況下で除水を行うと、血圧が過剰に低下します。すなわち、心不全患者ではたとえCTRが高値であっても、これを低下させるためのドライウエイトの引き下げはできないことが多いです。

4. 透析患者での心胸比の評価

一般的に透析患者のCTRは、男性で50％以下、女性で53％以下[2]が理想とされています。しかし、患者の高齢化や透析の長期化、糖尿病透析患者の増加が認められる現在、実

際は重症度の違いはあっても、ほとんどの患者が心不全を合併しています。したがって、CTRのみに基づいてドライウエイトを決定するのではなく、総合的な評価が必要です。

❷ 血　圧

　透析患者の血圧は変動しやすく、どの時点での血圧を基準とするのか、また降圧基準はいかにすべきかなど、課題は多いとされています。『血液透析患者における心血管合併症の評価と治療に関するガイドライン』[2]では、安定した透析患者での降圧目標は週はじめの透析前血圧で140/90mmHg未満とされています。

　透析中の血圧低下は、水分除去による血管内容量の減少が原因であることが多いですが、自律神経の低下している高齢者や糖尿病患者、また感染症や心不全を合併している場合でも、その危険性が高くなります。初期症状としてあくびや倦怠感、嘔気などの症状が現れますが、重篤な場合はショック状態を来すこともあります。

　このような血圧低下を予防するために、食事・水分摂取量やドライウエイトを適切に管理する必要があります。

引用・参考文献

1) 岡田良美ほか．"心胸比（CTR）"．透析患者の検査値ポケットブック：患者指導にすぐ使える．友雅司編．大阪，メディカ出版，2016，167-71．
2) 日本透析医学会．血液透析患者における心血管合併症の評価と治療に関するガイドライン．日本透析医学会雑誌．44(5)，2011，337-425．

第 **8** 章

薬　剤

1 透析中に投与する薬剤

清永会矢吹病院看護部看護主任 渡辺孝宏 わたなべ・たかひろ

❶ 抗凝固薬

　血液はトロンビンのはたらきにより凝固します。血液透析では、血液回路などの異物との接触や穿刺による血管内皮の傷害により、血液の凝固作用が亢進するため、抗凝固薬を血液回路に投与し血液の凝固を防ぐ必要があります。

　抗凝固薬のはたらきは、アンチトロンビンⅢ（ATⅢ）の活性化、トロンビン阻害、第Ⅹa因子の阻害に分けられます。

1．おもな抗凝固薬
1）未分画ヘパリン（ヘパリンナトリウム）

　分子量5,000～20,000の酸性ムコ多糖類で、ATⅢを活性化することでトロンビンと第Ⅹa因子の作用を阻害し、抗凝固作用を発揮します（図1）。未分画ヘパリンは、抗凝固作用が安定して得られ、かつ安価であることから、もっとも一般的に用いられています。

　抗凝固能の指標には活性化部分トロンボプラスチン時間（activated partial thromboplastin time；APTT）が用いられ、未分画ヘパリンはAPTTを延長させます。

2）低分子ヘパリン（ダルテパリンナトリウム〈フラグミン®〉）

　分子量5,000前後の低分子のヘパリンです。未分画ヘパリンと同様、ATⅢに結合し作用を活性化します（図1）。しかし、第Ⅹa因子の阻害が主でトロンビンへの阻害作用が弱いため、APTTをあまり延長させません。そのため、手術後やシャン

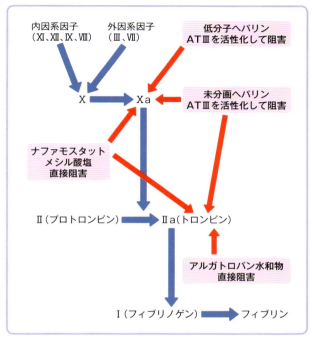

図1 ● 各抗凝固薬の作用機序

ト止血不良の患者に用いられます。

　止血時間は未分画ヘパリンより短くなりますが、第Ⅹa因子阻害作用は長時間持続するという特徴があります。

3) ナファモスタットメシル酸塩（フサン®）

　ATⅢを必要とせず、トロンビンや第Ⅹa因子を直接阻害して抗凝固作用を発揮します（図1）。作用持続時間が約10分

と短く、抗凝固作用を血液回路内に限局させることができるのが特徴です。

4）アルガトロバン水和物（ノバスタン®HI・スロンノン®HI）

ATⅢを必要とせず、直接トロンビンを阻害することで抗凝固作用を発揮します（図1）。先天性ATⅢ欠損症やヘパリン起因性血小板減少症（heparin-induced thrombocytopenia；HIT）のためヘパリンが使用できない場合にも使用されます。

2. 抗凝固薬を使用する際の注意

透析中は抗凝固薬が持続投与されるため、出血すると止血しにくい状態にあります。抜針事故や不穏、透析ベッドからの転倒・転落など、出血をひき起こす事態が起こらないよう、患者や血液回路を観察する必要があります。

また、未分画ヘパリンと低分子ヘパリンでは、まれにヘパリンに対する抗体がつくられHITが起こります。HIT患者にヘパリンを投与すると、血栓症が発生し、深部静脈血栓や肺塞栓などの重篤な疾患を発症することがあります。このようなことを防ぐために、血液回路内の凝血がないか観察しましょう。

POINT!

- 抗凝固薬の使用中は、HITやアレルギーなどの合併症の出現に注意し、合併症が出現した際は迅速に対処する必要があります。
- ナファモスタットメシル酸塩は、AN69®膜などの陰性荷電をもつ膜に対する吸着性が強いため、十分な抗凝固作用が得られません。使用している抗凝固薬や透析膜の確認も大切です。

❷ 生理食塩液

血液透析の除水では血液中の水分を取り除いています。そのため、除水を行うと血管内脱水が起こります。しかし、通常は身体が血管内の水分を元の状態に戻そうとして、血管外間質から水分や溶質を血管内に引き戻します。これをプラズマリフィリングといいます。このプラズマリフィリングの速度より除水速度が速いと、循環血漿量が減少し、血圧が低下します。

血圧は、心拍出量（循環血漿量）と末梢血管抵抗の積で表されます。つまり血圧を上げるには、循環血漿量か末梢血管抵抗もしくは双方を増加させればよいということです。生理食塩液の投与は、循環血漿量を増やすことになり、それによって血圧の回復を図ります。

血圧低下時には、除水を止めて血液回路の補液ラインより生理食塩液を急速に補液します。患者の状態をみながら100～200mLを補液し、バイタルサインを確認します。

生理食塩液は、透析中の血圧低下や筋痙攣に対してあくまでも緊急的に使用されるものです。そのため、まずは①適切なドライウエイトの設定、②体重増加を防ぐための減塩指導、③緩やかな除水を行うための透析時間の延長や透析回数の増加などを行い、血圧低下のない安定した透析を実施することが重要です。

- 循環血漿量が減少すると、交感神経が血圧を戻そうとはたらき、末梢血管を収縮させて末梢血管抵抗が増加します。しかし、糖尿病などで末梢神経障害がある場合は、

この調節がうまくいかず急激に血圧が低下することがあります。したがって、患者の既往や原疾患の把握は、血圧低下を防ぐ意味でも重要です。
- 血圧低下時には素早い対応が求められます。患者の意識レベルや訴えがいつもと違う、すこしでもおかしいと思った場合は、速やかに対応しましょう。

❸ 昇圧薬

血圧を上昇させるには、循環血漿量を増やすために生理食塩液を補液するほかに、昇圧薬を用いることもあります。

1. 静注昇圧薬

エチレフリン塩酸塩（エホチール®）は、心拍出量を増加させることで血圧を上昇させます。そのため、透析中の低血圧出現時に使用されます。エホチール®は投与して数分で効果が現れます。

2. 経口昇圧薬

1）アメジニウムメチル硫酸塩

アメジニウムメチル硫酸塩（リズミック®）は、交感神経終末へノルアドレナリンが再取り込みされるのを抑制することで、血圧を上昇させます。血液透析施行時の血圧低下改善を目的とする際は、開始時に1回10mgを経口投与します。効果は内服2時間後から現れ、透析後半まで持続します。

2）ドロキシドパ

ドロキシドパ（ドプス®）はノルアドレナリンの前駆物質であり、交感神経終末でノルアドレナリンに変換されることで血圧を上昇させます。透析患者の起立性低血圧を伴う症状に

対して、1回量200～400mgを透析開始30分から1時間前に経口投与します。血中濃度は内服2時間後で最高値となりますが、血漿中ノルアドレナリン濃度は内服4時間後に最高値となるため、透析終了後のめまいや頭痛などの症状改善が期待できます。

> 透析低血圧を来しているからといって安易に昇圧薬を用いると、不整脈や頭痛などの副作用をもたらすだけでなく、末梢循環を悪化させることで尿毒素の除去効率を下げます。当院では「昇圧薬は使わない」という考えで透析を行い、ドライウエイトや透析条件を見直し、透析低血圧を予防するよう努めています。昇圧薬に頼る前に、まずは血圧低下のない安定した透析ができるよう工夫することが大切です。

❹ 赤血球造血刺激因子製剤

1. エリスロポエチンと腎性貧血

腎臓では、赤血球産生を促すエリスロポエチン（erythropoietin；EPO）という造血因子が分泌されます。EPOは造血前駆細胞のCFU-Eにはたらきかけ赤血球産生を促しますが（図2）、慢性腎不全ではこのEPOの分泌が減少するため貧血になります（腎性貧血）。赤血球造血刺激因子製剤（erythropoiesis stimulating agent；ESA）はCFU-Eにはたらきかけ、減少したEPO分泌量を補って赤血球産生を促し、ヘモグロビン（hemoglobin；Hb）値を上昇させて腎性貧血を改善します。

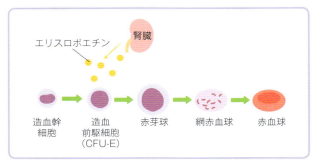

図2 ● 赤血球産生のメカニズム

2. 投与量とヘモグロビン目標値

『慢性腎臓病患者における腎性貧血治療のガイドライン』[1]では、成人の血液透析患者の場合、維持すべき目標Hb値は週はじめの採血で10g/dL以上12g/dL未満とし、Hb値12g/dLを超える場合は、多血症による脳梗塞や心筋梗塞のリスクを考慮し、減量または休薬を考慮するとしています。

3. おもな赤血球造血刺激因子製剤

腎性貧血に対して使用されるおもなESAを表1に示します。

1）エポエチンアルファ・エポエチンベータ

エポエチンアルファ（エスポー®）、エポエチンベータ（エポジン®）は、短時間作用型のESAであり、週1〜3回の継続投与によりHb値を維持し貧血を改善します。

エポエチンカッパ（エポエチンアルファBS）は、エポエチンアルファと同様の有効性、安全性が認められた後発品です。

2）ダルベポエチンアルファ

ダルベポエチンアルファ（ネスプ®）は、長時間作用型の

表1 ● ESAの半減期と投与回数

ESA	半減期	投与回数
エポエチンアルファ（エスポー®）	6～9時間	週1～3回
エポエチンベータ（エポジン®）		
エポエチンカッパ（エポエチンアルファBS）		
ダルベポエチンアルファ（ネスプ®）	32～48時間	週1～2週に1回
エポエチンベータペゴル（ミルセラ®）	168～217時間	2週に1回～4週に1回

ESAで半減期が長く、投与回数も週1回～2週に1回です。

3) エポエチンベータペゴル

エポエチンベータペゴル（ミルセラ®）は、エポエチンベータに1分子のポリエチレングリコールを結合させた化合物であり、ダルベポエチンアルファよりも半減期が延長されています。投与回数は2週に1回～4週に1回です。

- 貧血では動悸や息切れなどの症状が出現します。定期的な採血データと併せて患者の訴えや状態を観察する必要があります。
- ESAの投与で貧血は改善しますが、血圧上昇や頭痛、シャント閉塞などの副作用が出現することがあります。とくに高血圧の合併症がある患者には注意を要します。

- ネスプ®やミルセラ®のような長時間作用型ESAの場合、投与タイミングのずれなどによりデータの評価が困難になる場合があります。したがって、毎週決まった曜日に投与することで評価しやすくなります。他施設からの委託透析や転入院した患者の場合、患者の透析情報をよく確認し、同一週の重複投与や投与忘れがないかどうか注意しましょう。

❺ 静注鉄剤

透析患者は、血液回路やダイアライザ内の残血などで鉄を喪失するため、鉄欠乏性貧血を発症しやすいです。造血に必要な鉄が不足していてはESAを投与しても期待する効果が発揮できないため、鉄剤で鉄を補います。

現在、国内で使用可能な静注鉄剤はフェジン®のみであり、投与回数は週1回〜1透析ごととなっています。

『慢性腎臓病患者における腎性貧血治療のガイドライン』[1]では、トランスフェリン飽和度（transferrin saturation；TSAT）とフェリチン値で鉄剤投与の基準が設けられています（表2）。

静注鉄剤を急速に投与すると、血圧低下やショック症状をひき起こすことがあるため、40mgを2分以上かけて投与します。また、鉄剤の過剰投与によって鉄のおもな貯蔵臓器である肝臓が障害を受けるため、重篤な肝障害がある患者では禁忌です。

炎症や低栄養がありトランスフェリンが減少すると、鉄結合能は低くなり、TSATは高くなりやすいです。また、フェリ

表2 鉄剤の投与基準（文献1より作成）

- ESAを投与しても目標Hb値（10g/dL以上12g/dL未満）が維持できない患者
  （推奨）TSAT20%未満、かつ血清フェリチン100ng/mL未満の場合
  （提案）TSAT20%未満、かつ血清フェリチン100ng/mL未満で、鉄利用率を低下させる病態（炎症や悪性腫瘍）がない場合
- ESA、鉄剤のどちらの投与もなく、目標Hb値（10g/dL以上12g/dL未満）が維持できない患者
  （提案）血清フェリチン50ng/mL未満の場合

チン値は感染症や悪性腫瘍により変動します。データを評価する際は、栄養状態や既往など、患者の状態も考慮しましょう。

❻ 静注活性型ビタミンD_3製剤

副甲状腺ホルモン（parathyroid hormone；PTH）は、カルシウムとリンを調節するはたらきをもちます。血中カルシウム濃度が低下すると、PTHの分泌が促進され、骨からカルシウムを放出させてカルシウム濃度を保とうとします。

腎機能が低下すると、慢性的な低カルシウム血症、高リン血症により、PTHが分泌され続ける二次性副甲状腺機能亢進症をひき起こします。カルシウム濃度とリン濃度を正常化してもPTH高値が続く場合、活性型ビタミンD_3製剤が用いられます。

静注活性型ビタミンD_3製剤には、マキサカルシトール（オキサロール®）やカルシトリオール（ロカルトロール®）などがあり、ビタミンD受容体に作用してPTH分泌を抑えます。静注する場合は、間歇的に大量投与するパルス療法が行われます。

表3 ● 血清リン、血清補正カルシウム、whole PTHの目標値
（文献2より作成）

項　目	目標値
血清リン濃度	3.5～6.0mg/dL
血清補正カルシウム濃度	8.4～10.0mg/dL
whole PTH	35pg/mL以上150pg/mL以下

　副作用として高カルシウム血症や高リン血症を来す場合があるため、PTH値だけでなく、補正カルシウム値やリン値を評価しながら増量・減量を考慮します。

　なお、PTH値はこれまでintact PTHで評価されてきましたが、近年はより厳密なPTH値としてwhole PTHを用いることが多いです。透析患者のwhole PTHの目標値は35pg/mL以上150pg/mL以下です（表3）[2]。

POINT!

- 静注活性型ビタミンD₃製剤は、カルシウムとリンの腸管吸収を促進します。そのため、PTH値のほかに高カルシウム血症と高リン血症に注意が必要です。
- 定期的なデータ評価のほか、患者に瘙痒感やイライラ感など、高カルシウムで現れる愁訴がないかどうかを観察しましょう。

引用・参考文献

1）日本透析医学会．2015年版 慢性腎臓病患者における腎性貧血治療のガイドライン．日本透析医学会雑誌．49(2), 2016, 89-158.

2) 日本透析医学会. 慢性腎臓病に伴う骨・ミネラル代謝異常の診療ガイドライン. 日本透析医学会雑誌. 45(4), 2012, 301-56.
3) 吉久保拓ほか. 特集：あらゆる薬剤の投与方法がバッチリわかる！ 透析中の薬剤投与のきほん. 透析ケア. 22(6), 2016, 518-65.
4) 平田純生編. 透析患者のくすりカラー大事典：服薬指導の強い味方！ ナース必携. 透析ケア2015年冬季増刊. 大阪, メディカ出版, 2015, 280p.
5) 政金生人. "透析低血圧対策". 患者視点の新しい透析治療：わかりやすい計画から実際の処方まで. 東京, 新興医学出版社, 2011, 57-68.

MEMO

２ 患者が自宅で服用する薬剤

清永会矢吹病院薬剤科チーフ **有川宗平** ありかわ・しゅうへい

❶ 降圧薬

1. アンジオテンシンⅡ受容体拮抗薬（ARB）

　レニン・アンジオテンシン系阻害薬は、左室肥大抑制などの心血管系保護効果があきらかで、透析患者でも第一選択の降圧薬です。とくにARBは胆汁排泄が主体で透析性がなく、咳嗽（がいそう）などの副作用もないため、透析患者に投与しやすい薬剤です。しかし、高カリウム血症を起こすことがあるため、血清カリウム値のモニタリングが必要です。
おもな副作用：高カリウム血症、めまい、肝機能障害など

2. アンジオテンシン変換酵素（ACE）阻害薬

　ARBと同様に透析患者で第一選択となる降圧薬ですが、ダイアライザにAN69®膜を使用している血液透析患者ではショックやアナフィラキシー様症状を発症する危険があるため禁忌です。多くが腎排泄型薬剤であり、副作用は基本的にARBと同様ですが、ACE阻害薬特有の副作用として空咳があります。
おもな副作用：咳嗽、めまいなど

3. カルシウム拮抗薬

　おもな薬理作用は、①冠動脈および末梢血管の拡張、②心収縮力の抑制、③刺激伝導系の抑制です。降圧薬のなかでもっとも降圧効果が強く、作用発現も速やかです。L型以外のN型あるいはT型カルシウムチャネル阻害作用や交感神経抑制作用を認めるシルニジピン（アテレック®）やエホニジピン塩

酸塩エタノール付加物（ランデル®）、ベニジピン塩酸塩（コニール®）、アゼルニジピン（カルブロック®）は、腎疾患を合併する高血圧に対して優れた抗蛋白尿作用を示したと報告されています[1〜4]。

おもな副作用：動悸、頭痛、ほてり感、浮腫、歯肉肥厚など

4. αβ遮断薬・β遮断薬

心拍出量の低下やレニン産生の抑制、中枢での交感神経抑制などによって降圧します。気管支喘息やⅡ度以上の房室ブロック、レイノー症状、褐色細胞腫に対しては禁忌です。

おもな副作用：徐脈、心不全など

5. α遮断薬

交感神経末端の平滑筋側$α_1$受容体を選択的に遮断することで降圧します。早朝の高血圧に対して眠前投与などの投与法が用いられています。

おもな副作用：起立性低血圧、めまい、頭痛、動悸など

6. 中枢性交感神経抑制薬

延髄の血管運動中枢の$α_2$受容体を刺激することで交感神経活動を抑制し、降圧します。副作用が比較的多く、他剤を用いることができない場合や、多剤併用でも血圧コントロールが困難な場合に使用します。

おもな副作用：眠気、口渇、倦怠感など

❷ CKD-MBD 関連薬

1. カルシウム受容体作動薬

副甲状腺細胞表面のカルシウム受容体に作用し、主として副甲状腺ホルモン（parathyroid hormone；PTH）の分泌を抑制することで血清PTH濃度を低下させます。

おもな副作用：低カルシウム血症、QT延長、悪心・嘔吐、食欲不振など

2. 活性型ビタミン D_3 製剤

　腎機能が低下すると、腎臓でのビタミンDの活性化が阻害され、活性型ビタミンD濃度が低下します。活性型ビタミンD_3製剤は、腸管でのカルシウム吸収の促進により血中カルシウム濃度を上昇させ、副甲状腺のカルシウム受容体を介してPTH分泌を抑制します。

おもな副作用：高カルシウム血症など

❸ リン吸着薬

1. 沈降炭酸カルシウム（カルタン®）

　沈降炭酸カルシウムは、消化管内で食物由来のリン酸イオンと結合して難溶性のリン酸カルシウムを形成し、腸管からのリンの吸収を抑制することで、血中リン濃度を低下させます。空腹時に服用すると、カルシウムの吸収により血清カルシウム濃度が上昇します。また、胃内pHを上昇させる薬剤（H_2受容体拮抗薬やプロトンポンプ阻害薬など）との併用によってリン吸着作用が減弱するため注意が必要です。

おもな副作用：高カルシウム血症、便秘、下痢など

2. セベラマー塩酸塩（フォスブロック®、レナジェル®）

　ポリカチオン性ポリマーであるセベラマー塩酸塩が消化管内でリンを吸着して、糞便中へのリン排泄を促進します。成分としてカルシウムなどを含まないため、高カルシウム血症などの危険性はありませんが、リン吸着作用は比較的弱めです。他剤と比較して便秘の副作用の頻度が高い傾向にあります。

おもな副作用：便秘、腹痛など

3. 炭酸ランタン水和物（ホスレノール®）

　腸管内で食事によって摂取されたリン酸と強固に結合してきわめて難溶性のリン酸ランタンを形成し、腸管からのリン吸収を抑制することで血清リン濃度を低下させます。

おもな副作用：悪心・嘔吐など

4. ビキサロマー（キックリン®）

　非吸収性のアミン機能性ポリマーであり、消化管内でリン酸と結合し、体内へのリン吸収を抑制することで、血清リン濃度を低下させます。同じ非吸収性ポリマーであるセベラマー塩酸塩との比較では、ビキサロマーは膨潤の程度が小さい特性を有していることから、胃腸障害が少ないまたは軽度であることが期待されます。

おもな副作用：便秘、腹痛など

5. クエン酸第二鉄水和物（リオナ®）

　消化管内で速やかに溶解し、遊離した第二鉄（3価鉄）は食事由来のリン酸と結合します。生成したリン酸第二鉄は難溶性であり、糞便中へのリン排泄を促進し、消化管からのリン吸収を抑制することで、血清リン濃度を低下させます。遊離した3価鉄のうち、一部が腸管内で2価鉄に還元され吸収されるため血清フェリチンの増加がみられることがありますが、鉄欠乏状態の血液透析患者ではむしろメリットとなる場合があります。

おもな副作用：下痢、便秘、血清フェリチン増加など

6. スクロオキシ水酸化鉄（ピートル®）

　スクロオキシ水酸化鉄の構成成分であるスクロースおよびでん粉が消化されることで、多核性の酸化水酸化鉄を遊離しリンを吸着します。クエン酸第二鉄水和物と同様に鉄を含有

するリン吸着薬ですが、血清フェリチンの変動が少ない薬剤です。
おもな副作用：下痢、便秘など

❹ カリウム抑制薬

　カリウム抑制薬には、陽イオン交換樹脂のポリスチレンスルホン酸カルシウム（カリメート®、アーガメイト®）とポリスチレンスルホン酸ナトリウム（ケイキサレート®）があります。透析によって体内のカリウムは除去されますが、日常的なカリウムの過剰摂取や透析量不足などの理由で血清カリウム値のコントロールが不良の場合は、カリウム抑制薬の投与を考慮します。

　陽イオン交換樹脂は、おもに下部結腸でカリウムと陽イオンを交換し、糞便中へのカリウム排泄を増加させることで血中カリウム値を低下させます。
おもな副作用：便秘、悪心・嘔吐など

❺ 経口鉄剤

　経口鉄剤は鉄欠乏を是正する目的で使用されます。経口投与された後、胃や上部小腸で鉄を放出します。漫然と投与を継続すると鉄過剰状態となる危険性があるため、血清フェリチン値やトランスフェリン飽和度（transferrin saturation；TSAT）を定期的に測定し、鉄過剰状態とならないよう注意が必要です。
おもな副作用：悪心・嘔吐、食欲不振、肝機能障害など

❻ 下　剤

1. 浸透圧下剤

　臨床で繁用されるものとしては、塩類下剤では酸化マグネシウムなどのマグネシウム製剤、糖類下剤ではラクツロースやD-ソルビトールなどが挙げられます。このうち、マグネシウム製剤は長期投与で高マグネシウム血症の恐れがあるため、定期的に血清マグネシウム濃度の測定を行います。糖類下剤は、腸内の有用菌のエサとなるため、プレバイオティクスとしても作用します。

おもな副作用：下痢、腹痛、高マグネシウム血症（マグネシウム製剤）など

2. 刺激性下剤

　刺激性下剤は、腸管粘膜に作用し、腸管蠕動運動の亢進などにより排便を促進します。作用は強力ですが、とくにセンナ（アローゼン®）やセンノシド（プルゼニド®）などのアントラキノン誘導体の長期連用は大腸メラノーシスの原因となり、便秘状態をさらに悪化させる可能性があるため、注意が必要です。

おもな副作用：下痢、腹痛、悪心・嘔吐など

3. 上皮機能変容薬

　ルビプロストン（アミティーザ®）は、小腸上皮に存在するClC-2クロライドチャネルを活性化し、腸管内への水分分泌を促進して便を軟らかくし、腸管内の輸送を高めて排便を促進します。リナクロチド（リンゼス®）は、腸管上皮表面のグアニル酸シクラーゼＣ受容体に作用し、腸管内への水分分泌を促進して排便を促します。さらに、ストレスや大腸炎によってひき起こされる大腸痛覚過敏を抑制することで、腹痛や腹

部不快感を改善します。
おもな副作用：下痢、腹痛、悪心・嘔吐など

4. 胆汁酸トランスポーター阻害薬

エロビキシバット水和物（グーフィス®）は、回腸末端部において胆汁酸の再吸収にかかわる胆汁酸トランスポーターを阻害し、胆汁酸の再吸収を抑制することで、大腸内に流入する胆汁酸の量を増加させて排便を促進します。
おもな副作用：下痢、腹痛、悪心・嘔吐など

❼ 糖尿病治療薬

1. インスリン製剤

インスリン分泌が廃絶した1型糖尿病患者は、インスリン注射の絶対的適応であり、1日3〜4回の強化インスリン療法が必要です。また、単一あるいは複数の経口血糖降下薬を使用しても十分な血糖コントロールが得られない2型糖尿病患者も、インスリン注射の適応となります。

インスリン治療中の透析患者では、透析中に血中インスリン濃度が低下することがあります。透析後の血漿インスリン濃度の低下による高血糖を防ぐため、透析後にインスリンの追加投与が必要なことがあります。血糖値と血中インスリン濃度は血液透析の影響を強く受けることから、血糖管理を良好にするためには、透析日と非透析日でインスリンの投与量と投与時間を変更することもあります。

2. 経口血糖降下薬

1）スルホニル尿素薬（SU薬）

膵β細胞の刺激による内因性インスリン分泌の促進により、血糖降下作用を発現します。わが国では、重篤な腎機能障害

患者に対しては禁忌であるため使用できません。

おもな副作用：低血糖、肝機能障害など

2）速効型インスリン分泌促進薬

SU薬と同様に内因性インスリン分泌を促進しますが、その作用は速効・短時間型であり、おもに食後高血糖の改善に用いられます。ナテグリニド（スターシス®）は、透析を必要とするような重篤な腎機能障害患者に対しては禁忌です。それ以外の速効型インスリン分泌促進薬は、腎機能障害患者では慎重投与となっています。

おもな副作用：低血糖、肝機能障害など

3）α‐グルコシダーゼ阻害薬

二糖類分解酵素（α‐グルコシダーゼ）を選択的に阻害することで糖質の消化・吸収を遅延させ、糖尿病にみられる食後の過血糖を改善します。ミグリトール（セイブル®）のみ重篤な腎機能障害患者に対して慎重投与であり、それ以外のα‐グルコシダーゼ阻害薬は常用量での投与が可能です。

おもな副作用：下痢、腹部膨満、放屁増加など

4）ビグアナイド薬

インスリン分泌を介さず、肝糖新生抑制、骨格筋・脂肪組織における糖取り込み促進および小腸からの糖吸収抑制により血糖を低下させます。ほぼ腎排泄の薬剤であり、重度の腎機能障害患者や透析患者では乳酸アシドーシスを起こしやすく、予後も不良なため禁忌です。

おもな副作用：下痢、低血糖、肝機能障害、乳酸アシドーシスなど

5）チアゾリジン薬

末梢（筋肉組織、脂肪組織）および肝臓におけるインスリ

ン抵抗性を改善することで、末梢では糖の取り込みおよび利用を促進し、肝臓では糖の放出を抑制して血糖を低下させます。わが国では、重篤な腎機能障害のある患者に対しては禁忌です。

おもな副作用：低血糖、心不全、浮腫、肝機能障害など

6）DPP-4 阻害薬

　食後に消化管から分泌されるインクレチンは、血糖依存性のインスリン分泌促進作用およびグルカゴン分泌抑制作用を有しますが、インクレチンの分解酵素であるジペプチジルペプチダーゼ-4（dipeptidyl peptidase 4；DPP-4）によって速やかに分解されます。DPP-4阻害薬は、DPP-4を選択的に阻害することで血糖降下作用を示します。一部、腎機能障害のある患者に対して慎重投与となっている薬剤がありますが、リナグリプチン（トラゼンタ®）やテネリグリプチン臭化水素酸塩水和物（テネリア®）などの代謝排泄に腎臓の寄与が少ない薬剤は常用量で投与できます。

おもな副作用：肝機能障害

7）GLP-1 受容体作動薬

　GLP-1はインクレチンの一種で、GLP-1受容体に結合することで血糖降下作用を示しますが、DPP-4によって速やかに分解されます。GLP-1受容体作動薬は、構造上の工夫によってDPP-4による不活化を回避し、GLP-1受容体に選択的に結合して血糖依存性のインスリン分泌促進作用およびグルカゴン分泌抑制作用によって血糖コントロールを改善します。透析患者では、副作用として消化器症状が出やすい傾向があります。エキセナチド（バイエッタ®）は、重度腎機能障害患者と透析患者に禁忌です。

おもな副作用：便秘、悪心、食欲減退など

8)SGLT2阻害薬

体内で消化・吸収されたグルコースは、血液循環を介して腎臓に到達し、糸球体で濾過された後に腎近位尿細管で再吸収されます。この腎近位尿細管におけるグルコース再吸収には、SGLT2が主たる役割を担っています。SGLT2阻害薬は、腎近位尿細管でのグルコース再吸収を阻害することで、血液中の過剰なグルコースを尿とともに体外に排出して血糖降下作用を発揮します。そのため、重度の腎機能障害のある患者または透析患者では効果が期待できません。
おもな副作用：低血糖、口渇、脱水など

❽ 皮膚瘙痒症治療薬

1. オピオイドκ受容体選択的作動薬

ナルフラフィン塩酸塩（レミッチ®）は、オピオイドκ受容体選択的作動薬です。抗ヒスタミン薬や抗アレルギー薬などの既存治療に抵抗性を示す瘙痒症に対しても有効ですが、重大な副作用として肝機能障害や黄疸が認められています。
おもな副作用：不眠、便秘、肝機能障害など

2. 抗アレルギー薬

ヒスタミンH_1受容体拮抗作用、各種ケミカルメディエーター遊離抑制作用、炎症性サイトカイン遊離抑制作用、好酸球遊走抑制作用などを有し、アレルギー疾患や皮膚瘙痒症に用いられます。中枢移行性の高い抗アレルギー薬は眠気などの中枢性の副作用が出やすい傾向があります。
おもな副作用：眠気、倦怠感、口渇など

引用・参考文献

1) Fujita, T. et al. Antiproteinuric effect of the calcium channel blocker cilnidipine added to renin-angiotensin inhibition in hypertensive patients with chronic renal disease. Kidney Int. 72 (12), 2007, 1543-9.
2) Ishimitsu, T. et al. Efonidipine reduces proteinuria and plasma aldosterone in patients with chronic glomerulonephritis. Hypertens. Res. 30 (7), 2007, 621-6.
3) Nakamura, T. et al. Azelnidipine reduces urinary protein excretion and urinary liver-type fatty acid binding protein in patients with hypertensive chronic kidney disease. Am. J. Med. Sci. 333 (6), 2007, 321-6.
4) Ohishi, M. et al. Renal-protective effect of T- and L-type calcium channel blockers in hypertensive patients : an Amlodipine-to-Benidipine Changeover (ABC) study. Hypertens. Res. 30 (9), 2007, 797-806.

MEMO

索 引

◆ 英文

APD	89
BUN	172
CAPD	88
CKD	21
──-MBD	148, 181
CTR	194
eGFR	15
ESA	204
Fontaine 分類	155
GFR	15
HbA1c	191
HDL コレステロール	187
Kt/V	174
LDL コレステロール	186
nPCR	185
PAD	154
PTH	181
SMAP 法	95
TAC_{BUN}	174
TSAT	179
URR	173
$β_2$ ミクログロブリン	175

◆ あ行

アルガトロバン水和物	200
アルブミン	185
異所性石灰化	149
インスリン製剤	216
エポエチンアルファ	204
エポエチンベータ	204
──ペゴル	205

◆ か行

下肢つり	161
活性型ビタミン D_3 製剤	207, 212
カリウム抑制薬	214
カルシウム	182
──受容体作動薬	211
急性腎不全	17
狭窄	152
起立性低血圧	77
筋痙攣	161
クリアスペース	174
グリコアルブミン	192
クレアチニン	15, 175
──・クリアランス	15
経口血糖降下薬	216
下剤	157, 215
血圧	196
血液透析の原理	30
血清フェリチン	178
血中尿素窒素	172
血糖値	190
献腎移植	116
降圧薬	210
高カリウム血症	130
抗凝固薬	38, 198
高リン血症	141

◆ さ行

時間平均血中尿素窒素	174
糸球体濾過量	15
止血	73
シャント肢の観察	51
手根管症候群	150
昇圧薬	202
静脈高血圧症	153

除水計算	50	二次性副甲状腺機能亢進症	148
心胸比	194	尿素除去率	173
腎後性急性腎不全	18	脳血管障害	159
腎性急性腎不全	17	脳梗塞	160
腎前性急性腎不全	17	脳出血	159

◆ は行

排液不良	108
バスキュラーアクセス	33
抜針	69, 72
被嚢性腹膜硬化症	168
皮膚瘙痒症	158
── 治療薬	219
標準化蛋白異化率	185
標準化透析量	174
不均衡症候群	79
腹膜炎	164
不整脈	81
プライミング	45
閉塞	152
ヘマトクリット	177
ヘモグロビン	177
返血	69
便秘	156

◆ ま行

末梢動脈疾患	154
慢性腎臓病に伴う骨・ミネラル代謝異常	148, 181
慢性腎不全	18
未分画ヘパリン	198
免疫抑制薬	122

◆ ら行

瘤	153
リン	182
── 吸着薬	212

腎代替療法	25
心不全	151
推算糸球体濾過量	15
スチール症候群	153
生体腎移植	115
赤血球造血刺激因子製剤	204
セッティング	44
先行的腎移植	117
穿刺	53
── 針	40
総蛋白	184

◆ た行

ダイアライザ	34
体重測定	48, 74
ダルベポエチンアルファ	204
中性脂肪	186
低カリウム血症	130
低分子ヘパリン	198
出口部感染	166
出口部ケア	102
鉄剤	206, 214
透析アミロイドーシス	150
透析液	36
透析開始操作	60
透析条件	49
透析低血圧	77
トランスフェリン飽和度	179
トンネル感染	166

◆ な行

ナファモスタットメシル酸塩	
	199

透析看護ポケットブック
―慢性腎不全の病態と治療・ケアがまるっとわかる！

2019年11月25日発行 第1版第1刷

監　修　伊東　稔
編　集　川合 由美子／相澤　裕
発行者　長谷川 素美
発行所　株式会社メディカ出版
　　　　〒532-8588
　　　　大阪市淀川区宮原3-4-30
　　　　ニッセイ新大阪ビル16F
　　　　https://www.medica.co.jp/

編集担当　田中習子
編集協力　加藤明子
装　　幀　藤田修三
本文イラスト　中村恵子
組　　版　イボルブデザインワーク
印刷・製本　株式会社廣済堂

© Minoru ITO, 2019

本書の複製権・翻訳権・翻案権・上映権・譲渡権・公衆送信権
（送信可能化権を含む）は、(株)メディカ出版が保有します。

ISBN978-4-8404-7177-0　Printed and bound in Japan

当社出版物に関する各種お問い合わせ先（受付時間：平日9：00〜17：00）
- 編集内容については、編集部 06-6398-5048
- ご注文・不良品（乱丁・落丁）については、お客様センター 0120-276-591
- 付属のCD-ROM、DVD、ダウンロードの動作不具合などについては、
　デジタル助っ人サービス 0120-276-592